AF401272

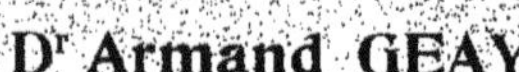

Dr Armand GEAY

Médecin Stagiaire au Val-de-Grâce.

Des Troubles psychiques

dans la

Sclérose en plaques

LYON. — IMP. A. REY

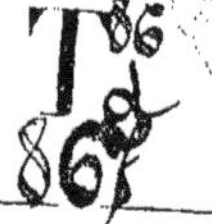

TROUBLES PSYCHIQUES

DANS

LA SCLÉROSE EN PLAQUES

TROUBLES PSYCHIQUES

DANS

LA SCLÉROSE EN PLAQUES

PAR

Le Dr Armand GEAY

Médecin Stagiaire au Val-de-Gràce.

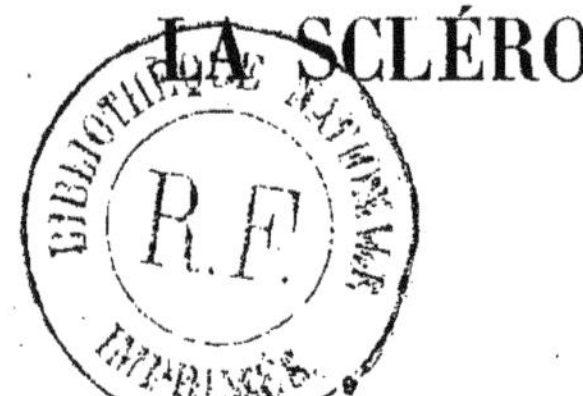

LYON

A. REY & Cⁱᵉ, IMPRIMEURS-ÉDITEURS DE L'UNIVERSITÉ

4, RUE GENTIL, 4

1904

A MON PÈRE ET A MA MÈRE

Faible témoignage d'affection et de reconnaissance.

A MES PARENTS. — A MES AMIS

A. G.

1

A mon Président de Thèse

MONSIEUR LE PROFESSEUR LEPINE

Professeur de Clinique médicale,
Officier de la Légion d'honneur.

A MONSIEUR LE DOCTEUR LANNOIS

Professeur Agrégé à la Faculté de Médecine,
Médecin des Hôpitaux.

INTRODUCTION

L'évolution habituelle, classique de la sclérose en plaques ne présente pas le plus souvent de troubles psychiques accentués, même dans les formes cérébrales de l'affection.

On note d'ordinaire une perversion légère en plus ou en moins de l'intelligence et de la mémoire, un peu d'affaiblissement ou au contraire d'exagération de la sensibilité affective, quelquefois des troubles de la mimique, et c'est tout.

Mais si ces phénomènes, aussi variables d'ailleurs que peu prononcés, sont de règle dans toute sclérose en plaques typique, il serait téméraire d'affirmer que cette affection se déroule invariablement sans porter parfois de plus profondes atteintes à la mentalité du malade.

La sclérose en plaques, en effet, étant une affection à échéance le plus souvent lointaine, il n'y a théoriquement rien d'impossible à ce que les troubles mentaux légers du début puissent aller en progressant dans les dernières étapes de la maladie, sinon d'une façon régulière, du moins par bonds successifs, à chaque éclosion — on pourrait dire explosion — de plaques nouvelles.

Rien n'empêche d'autre part la localisation d'emblée des îlots scléreux dans l'encéphale, la moelle restant intacte.

Dans les deux cas les connexions des principaux centres cérébraux peuvent être détruites et un déséquilibre mental constitué.

Les formes mentales de la sclérose en plaques, en entendant par ce terme les formes cliniques de cette affection dans lesquelles les phénomènes psychiques forment un ensemble de symptômes prédominants, sont donc théoriquement possibles.

En fait, elles se rencontrent rarement dans la pratique, mais pour être exceptionnelles, elles n'en sont pas moins intéressantes et instructives à bien des égards.

C'est l'étude de ces formes spéciales qui fait l'objet de ce travail. Nous avons dans ce but parcouru la littérature médicale française et étrangère avec l'espérance d'y trouver des enseignements utiles ; nous n'avons rencontré que des faits épars, mal classés pour la plupart et incapables d'entraîner la conviction. Mais nous croyons cependant avoir pu réunir un nombre d'observations suffisant pour former un ensemble susceptible d'apporter une preuve à peu près indiscutable de la réalité de ces troubles encore incomplètement connus dans la sclérose en plaques.

Après un résumé historique de la question, nous tenterons une étude clinique des troubles mentaux relevés au cours des observations que nous avons pu recueillir ; nous serons ensuite conduit logiquement à examiner les lésions anatomiques capables de déterminer de semblables troubles; nous terminerons enfin par un essai de pathogénie.

L'idée de ce travail revient à M. le professeur agrégé Lannois, qui n'a cessé de nous prodiguer des indications indispensables et des conseils précieux. Nous sommes heureux de l'assurer de notre profonde gratitude ; nous ne saurions oublier que c'est à lui seul que nous devons d'avoir mené à bien cette étude, et, si elle renferme quelque chose de bon, c'est à lui seul qu'en revient le mérite.

M. le professeur agrégé Paviot, avec une bienveillance dont nous ne pourrions lui savoir trop de gré, a bien voulu nous aider de son expérience personnelle dans la rédaction de notre chapitre d'anatomie pathologique ; nous tenons à lui transmettre ici l'expression très sincère de nos remerciements.

M. le professeur Lépine nous fait le très grand honneur de vouloir bien accepter la présidence de notre thèse ; nous le prions d'agréer l'assurance de notre très respectueuse reconnaissance.

TROUBLES PSYCHIQUES

LA SCLÉROSE EN PLAQUES

CHAPITRE PREMIER

HISTORIQUE

D'une façon générale, on peut affirmer que tous les auteurs qui, jusqu'à ces dernières années, se sont occupés de la sclérose en plaques ont plus ou moins négligé l'étude des troubles psychiques dans cette affection. Ils n'oublient certes pas de les noter dans leurs observations quand ils les rencontrent, mais ils ne les analysent jamais attentivement, ne les recherchent jamais systématiquement.

C'est Cruveilhier qui a fait connaître les premiers cas de la maladie. Dans son *Atlas d'anatomie pathologique* (1835-1842), il relate deux cas de cette affection; il vit bien qu'il s'agissait là de lésions exceptionnelles, mais il ne pût pas démêler dans ces observations un ensemble de signes pouvant permettre de dégager cette affection de toutes les autres maladies de la moelle confondues avec elle sous le nom de myélites tranverses; il signale pourtant, dans ces deux cas, des troubles psychiques assez nets : chez un de ces malades l'intelligence est à peu près annihilée ; chez l'autre la sensibilité affective est devenue d'une mobilité extraordinaire.

En Allemagne, Frierichs, en 1849, et Valentiner, en 1856, publient plusieurs cas de psychoses coïncidant avec des scléroses multiloculaires et se manifestant par de la mélancolie, de la manie des grandeurs, des délires variés, etc.

Vulpian et surtout Charcot, qui furent les véritables créateurs de la sclérose en plaques, font une étude anatomique et clinique complète de la maladie. Charcot met en évidence les rapports entre l'hystérie et la sclérose multiple ; il insiste sur l'association possible des symptômes cliniques de la paralysie générale et de notre affection, et il indique l'intérêt que présenterait une étude approfondie des formes mentales de la sclérose en plaques. Sander (de Frankfurt) n'est donc pas dans la vérité historique lorsque, à propos de l'étude histologique d'un cas de sclérose en plaques, il reproche à Charcot d'avoir négligé les lésions corticales de la maladie et d'avoir ainsi détourné l'attention des observateurs de ce côté intéressant de la question.

Successivement Leube, Schüle, Hirsch, en 1870 et 1871, Claus, Siemens, Schultze, Zacher et enfin Greiff, de 1879 à 1883, publient des observations intéressantes, surtout en ce qui concerne les associations de la sclérose en plaques avec diverses affections nerveuses et la paralysie générale en particulier.

La plupart de ces observations, au nombre de cent quatre, se trouvent réunies dans la thèse de Dannenberger parue en 1901 à Giessen. C'est le seul travail d'ensemble qui, jusqu'à présent, ait été publié sur la question.

Dupré, dans son remarquable chapitre des psychopathies organiques du *Traité de pathologie mentale de G. Ballet*, cite un mémoire inédit de Cl. Philippe et Cestan où ces auteurs, après une étude anatomique complète des lésions cérébrales de la sclérose en plaques, présentent la critique des observations de Dannenberger. Il s'agirait là, pour Philippe et Cestan, de faits disparates et incomplètement observés pour la plupart, où l'on doit craindre des erreurs de diagnostic avec la paralysie générale d'une part, avec les diplégies cérébrales d'autre part.

« Et, ajoute Dupré, les conclusions de Philippe et Cestan, à peu près conformes à celles qu'avait déjà formulées Vulpian dans ses *Leçons sur la Sclérose en plaques*, mettent en évidence l'inconstance, l'irrégularité et le polymorphisme des troubles mentaux, dans une maladie qui représente précisément le type d'une affection irrégulière et polymorphe dans ses lésions. »[1]

Mais avant ces travaux tout récents (1903), rappelons les études anatomo-pathologiques parues depuis cinq à six ans sur les lésions de l'écorce cérébrale dans la sclérose en plaques, et notamment le travail de Taylor, exécuté dans le laboratoire du professeur Oppenheim de Berlin. Celui de Sander (1898), et les très intéressantes recherches histologiques dont Claude Philippe et Jonés ont donné, en 1899, un résumé à la Société de Neurologie.

[1] Dupré, *Psychopathies organiques.*

Enfin, dans un article paru en septembre 1903 dans la *Revue neurologique*, M. le Dr Lannois présentait un résumé de la question en publiant une observation recueillie sur un malade de son service.

Nous avons pu suivre depuis cette époque l'évolution de l'affection chez ce malade. L'étude de ce cas absolument typique nous fournira des données essentielles pour le sujet qui nous occupe.

CHAPITRE II

ÉTUDE CLINIQUE

I. Sclérose en plaques et paralysie générale.
II. Sclérose en plaques et hystérie.
III. Formes mentales de la Sclérose en plaques.

Les troubles mentaux que l'on est susceptible de rencontrer au cours de la sclérose en plaques sont nombreux et variés. Depuis le simple affaiblissement de la mémoire et la diminution des facultés affectives jusqu'à la disparition à peu près absolue de toutes les facultés intellectuelles proprement dites, faculté d'acquisition et raisonnement, jusqu'à la formation de véritables états démentiels, on peut rencontrer tous les intermédiaires. C'est ce que nous avons l'espoir d'arriver à démontrer au cours des observations qui vont suivre.

Mais il nous semble qu'avant de pouvoir rapporter ces troubles à la sclérose en plaques, il faut avoir éliminé au préalable les associations morbides que l'on trouve signalées un peu partout dans la littérature, entre la sclérose multiloculaire d'une part, la paralysie générale ou l'hystérie d'autre part.

Aussi les deux premiers paragraphes de ce chapitre seront-ils consacrés à ces formes associées, où la différenciation des symptômes relevant de l'une ou de l'autre des deux affections coexistant sur le même névraxe, est des plus délicates. Et nous serons amené tout naturellement, par l'étude de ces associations, à examiner les signes différentiels de ces affections quand elles se rencontrent isolément.

Dans un troisième paragraphe, enfin, nous passerons en revue d'après leur ordre de gravité les troubles mentaux relevant de la sclérose en plaques seule.

Il est aussi un problème important, mais qu'il est malheureusement impossible de résoudre à l'heure actuelle faute de documents anatomiques suffisants ; c'est celui des rapports des diplégies cérébrales infantiles et des scléroses en plaques infantiles. Aussi nous bornons nous à poser la question sans essayer de la résoudre. Dans nos observations nous avons éliminé avec soin tous les cas où le début de l'affection remontait à la première enfance, où l'on pourrait toujours incriminer un arrêt de développement congénital, héréditaire ou précocement acquis.

*
* *

I. — Sclérose en plaques et paralysie générale.

Il nous serait difficile de trouver un exemple d'association clinique de la paralysie générale et de la sclérose en plaques plus saisissant que celui qui fit l'objet d'une leçon magistrale de Charcot à la Salpêtrière et que nous relevons dans un numéro de *la Semaine médicale* de janvier 1892. Outre que cette observation trouve naturellement sa place au début de ce paragraphe, nous ne manquerons pas de rencontrer dans la clinique du Maître, des enseignements précieux au point de vue du diagnostic différentiel.

Après quelques considérations générales sur l'intérêt d'un diagnostic exact et sa difficulté clinique, Charcot continue :

OBSERVATION I

(Charcot, *Semaine médicale*, janvier 1892.)

Je vais maintenant vous présenter notre autre malade. C'est une femme de trente-deux ans qui n'aurait guère autre chose parmi ses antécédents nerveux qu'une sœur qui fut prise de quatre accès de chorée de Sydenham, entre l'âge de sept à douze ans. Il est vrai que l'amnésie dont elle souffre ne nous permet pas d'être affirmatif à cet égard.

Son histoire est simple : elle a été ballerine et, en cette qualité, a dansé à l'Opéra, à la Gaîté et, en dernier lieu, à Rouen, alors que déjà elle présentait et ressentait les premiers symptômes de la sclérose en plaques. Disons, en passant, qu'elle a eu un enfant qui, lui, n'a souffert d'aucune manifestation névropathique.

Elle s'est aperçue des signes du début de l'affection il y a cinq ans ; ceux-ci ont progressé pendant trois ans et, depuis, sont restés dans l'état où nous les voyons actuellement.

Nous montrerons d'abord qu'elle est atteinte de sclérose en plaques.

Regardez la marcher : bien qu'elle n'y parvienne que soutenue par un aide, elle titube d'une manière frappante, et ce désordre n'est pas dû à une paralysie, car ses membres inférieurs résistent avec énergie quand on lui dit de s'opposer aux mouvements qu'on imprime à leurs divers segments.

Elle n'offre pas d'exagération notable des réflexes rotuliens : la paraplégie spasmodique fait défaut.

Du côté des membres supérieurs, vous constatez aisément un tremblement intentionnel très net. Lorsque nous lui faisons porter une cuiller à sa bouche, le membre supérieur offre des oscillations de plus en plus intenses, et le tremblement gagne bientôt tout le corps.

Comme on ne saurait ici incriminer ni l'hystérie, ni l'intoxication mercurielle, l'idée s'impose qu'il s'agit de sclérose en plaques. Remarquons toutefois cette particularité, à savoir que, même au repos, les membres supérieurs ne sont pas complètement immobiles, mais offrent une certaine agitation qui se manifeste par de petites secousses dans les doigts et le pouce.

Passons à l'exploration des signes céphaliques : du côté des yeux il existe un certain degré de nystagmus lorsque la malade regarde à droite. L'examen ophtalmoscopique est négatif ; quant à celui des pupilles, je me réserve d'y revenir en temps opportun.

Si nous la faisons parler, nous entendrons une scansion caractéristique des syllabes, mais en écoutant attentivement on se rend compte que la parole affecte, de plus, quelques petites modifications qui n'appartiennent pas à la sclérose en plaques. On ne comprend pas très distinctement la phrase qu'elle répète, car les syllabes des mots chevauchent les unes sur les autres, et certaines consonnes (les *l* en particulier) sont répétées.

Notez de plus que l'acte de tirer la langue ne s'exécute pas sans qu'on aperçoive de petits mouvements des muscles de la face et des lèvres en particulier.

Déjà nous avons relevé qu'au repos la malade ne conservait pas une immobilité complète, maintenant nous remarquons une dysarthrie spéciale qui s'observe dans la paralysie générale progressive. Serait-ce donc de cette maladie et non de sclérose en plaques qu'il s'agirait ?

Cherchons à vérifier cette hypothèse, et examinons les pupilles, ce qu'on ne doit jamais négliger en semblable cas.

La pupille gauche est insensible à la lumière et se contracte à l'accommodation ; elle offre donc le signe d'Argyll Robertson qu'on n'a jamais rencontré dans la sclérose en plaques.

Voilà bien des choses, me direz-vous, qui plaident en faveur de la paralysie générale ; or il y a encore autre chose, et cela nous le trouverons dans l'histoire de la malade.

Un des grands caractères de la sclérose en plaques est l'absence des troubles de la sensibilité. Or, notre malade a présenté au début de son affection, pendant un an, des phénomènes d'épilepsie sensitive, épisode qui se voit communément dans la paralysie générale, sans en être d'ailleurs pathognomonique.

En résumé, cette femme présente, d'une part, de l'embarras spécial de la parole, des phénomènes d'épilepsie sensitive et le signe d'Argyll Robertson : et, d'autre part, de la scansion des mots, du nystagnus et du tremblement intentionnel, qui appartiennent non moins certainement à la sclérose en plaques.

Il existe encore une petite difficulté dans notre cas actuel. Voilà deux ans que cette femme est malade, et son état intellectuel est peu affecté : elle raisonne convenablement et n'a pas perdu la mémoire.

Mais, est-ce là une objection irréfutable, et qu'on serait en droit de nous opposer? Je ne le crois pas, et j'ai, pour ma part, observé nombre de cas analogues, où l'affection, à son début, n'est caractérisée que par des phénomènes somatiques (tremblements, attaques congestives), et où les troubles psychiques et la démence n'interviennent que dans les périodes terminales,

Il ne faudrait donc pas se fonder sur la conservation d'une activité mentale relativement satisfaisante, alors que les signes somatiques sont très accusés, pour éliminer le diagnostic de méningo-encéphalite diffuse.

Pour en revenir à notre malade, il me semble impossible de nier maintenant qu'elle ne soit atteinte en même temps de sclérose en plaques et de paralysie générale.

A mon sens les deux maladies ne forment pas ici une espèce hybride, mais sont seulement associées l'une à l'autre. L'exactitude du diagnostic n'est pas, tant s'en faut indifférente, puisque dans la sclérose en plaques on peut espérer non seulement des temps d'arrêt, mais des améliorations équivalant presque à des guérisons, alors que la paralysie générale ne laisse aucun espoir et se termine par la mort au bout de quatre à cinq ans.

L'association clinique des deux affections est donc possible. La lecture de l'observation qui précède ne saurait laisser de doutes à cet égard. La vérification anatomique manque malheureusement à ce cas qui serait alors absolument concluant.

Voici une seconde observation qui vient démontrer, sans contestation, la possibilité de la coexistence des lésions des deux maladies sur le même névraxe :

OBSERVATION II (résumée).

(Dannenberger, th. de Giessen, 1901, p. 22.)

Homme de trente-six ans, voiturier.

Antécédents héréditaires sans valeur.

Antécédents personnels. — Font défaut jusqu'à son mariage en 1891 ; il n'a pas d'enfants, mais sa femme a eu deux fausses couches.

Pas d'alcoolisme.

Début de la maladie en 1896 par des douleurs dans diverses parties du corps, des troubles de la parole, une amnésie légère.

Entré le 28 octobre 1897 à la clinique de Giessen, où il présente dès son arrivée un délire érotique se manifestant par des actes indécents qui nécessitent son isolement.

Examen. — Homme vigoureux. Un peu de rachitisme. Incoordination motrice. Comprend difficilement les questions. Idées fixes.

Sensibilité uniformément diminuée.

Réflexes à peu près normaux au membre supérieur.

Réflexe abdominal exagéré à droite. Abolition des réflexes patellaires ct du crémastérien droit.

Pas de clonus.

Yeux : Pupilles rétrécies, inégales, réagissant mal à la lumière.

Tremblement des deux mains, même au repos.

Psychisme : Etat d'inquiétude, écholalie.

Novembre 1897. — L'état s'aggrave. Hallucinations visuelles presque à l'état continu. Amaigrissement rapide. Pouls entre 110 et 120.

Mort le 20 novembre 1897 dans le coma.

Autopsie. — Confirme le diagnostic de paralysié progressive, mais fait constater de plus des foyers nombreux de sclérose multiloculaire. Ces dernières lésions ne s'étaient manifestées pendant la vie par aucun symptôme clinique.

L'association est ici purement anatomique.

De semblables associations ne sont pas fréquentes. Nous avons pu cependant en relever plusieurs observavations dans la thèse de Dannenberger et notamment un cas de Claus, un autre de Schultze, d'autres de Zacher, de Greiff, où les autopsies apportaient la confirmation et l'association des deux maladies.

Il semble, de plus, que les deux affections se nuisent lorsqu'elles se rencontrent chez le même sujet. Dans notre observation I, en effet, malgré la constatation très nette des deux syndromes, il n'y a pas de troubles psychiques ; dans l'autre, les symptômes de la sclérose en plaques sont masqués d'une façon complète pendant la vie par ceux de la paralysie générale, et on ne reconnaît l'existence simultanée des deux affections que sur la table d'autopsie.

Il est tout naturel dans le cas de Dannenberger de

rapporter les troubles psychiques à la paralysie progressive, et la question ne se posait même pas dans l'observation de Charcot.

Mais le problème devient délicat quand les signes somatiques sont frustes et que l'on est en présence de troubles psychiques accentués. Un observateur non prévenu, devant un état mental de cette sorte, rapporterait probablement à la paralysie progressive des accidents qu'un examen attentif doit, dans certains cas, permettre de rattacher à la sclérose en plaques. Les deux affections ont d'ailleurs de nombreux signes communs, et par leur siège et par leur nature.

Quels doivent donc être les symptômes prépondérants sur lesquels on pourra fonder le diagnostic? Ils sont relativement nombreux, mais, hâtons-nous de le dire, aucun d'eux ne saurait avoir de valeur absolue, et la constatation de leur ensemble plus ou moins complet peut seule fournir une indication.

1° On peut, à l'exemple d'Arnaud, opposer les signes de la sclérose en plaques — paralysies associées des yeux, nystagmus, absence du signe d'Argyll Robertson, tremblement intentionnel, parole lente, scandée, absence du tremblement fibrillaire lingual, parésie spasmodique précoce, à extension irrégulièrement progressive — aux signes paralytiques de même nature et de caractères différents.

2° Charcot attachait une importance considérable à l'absence des troubles de la sensibilité dans la sclérose en plaques ; la valeur de ce signe est un peu diminuée par l'intervention possible de l'hystérie, de l'alcoolisme qui compliquent le problème.

Une ɔcalisation des lésions de sclérose sur les cordons postérieurs, si elle est assez étendue, peut d'ailleurs amener des troubles sensitifs, mais le fait est rare. Nous avons pu cependant en relever plusieurs exemples.

Notamment chez une malade qui est encore en traitement dans le service de M. le Dr Lannois : après une grippe en 1898, l'affection débute quelques mois plus tard par des troubles sensitifs du côté des membres inférieurs consistant en fourmillements accompagnés d'anesthésie au contact et d'une diminution appréciable de la sensibilité douloureuse ; de plus, tous les réflexes sont uniformément exagérés. Il n'y a aucun stigmate d'hystérie : notons en passant que la névrose a été tout particulièrement recherchée.

Jusqu'en juillet 1903, soit pendant une durée de quatre années, on ne trouve aucun symptôme d'un nouveau genre, et les troubles précédents persistent avec des alternatives de rémission ; à cette époque (juillet 1903) apparition d'un léger nystagmus, puis peu à peu tremblement intentionnel, parole scandée, troubles de la démarche, bref le tableau clinique complet de la sclérose en plaques, la malade en est actuellement un cas absolument typique.

Nous trouverons des exemples de localisations anatomiques des lésions sur les cordons postérieurs dans la suite de nos observations et particulièrement dans deux cas de Charcot (voir plus haut, obs. VI et XVII) et chez un malade de Schüle (obs. XI).

3° L'étiologie des deux affections n'est pas non plus sans intérêt.

On rencontre presque toujours la syphilis dans les antécédents des paralytiques généraux, tandis qu'une recherche soigneuse des stigmates de cette infection donne le plus souvent un résultat négatif chez un scléreux en plaques, et il semble que chez ce dernier on puisse, dans l'immense majorité des cas, découvrir à l'origine des accidents une maladie infectieuse telle que la variole, la scarlatine, la rougeole, la fièvre typhoïde, la grippe, etc.

Nous avons trouvé la grippe dans le cas que nous citions page 23, et, dans notre observation XIX que nous rappelons spécialement, car elle est, selon nous, la plus importante de ce travail, nous trouvons une scarlatine qui ne précéda que de quelques mois l'apparition des premiers symptômes de l'organopathie spinale.

Le jeune âge du malade fournit aussi un argument de plus en faveur de la sclérose en plaques. La paralysie générale ne touche guère des sujets au-dessous de trente-cinq à quarante ans.

4° L'évolution des deux maladies est nettement différente. La paralysie générale est régulièrement et rapidement progressive. La sclérose en plaques, au contraire, progresse par bonds, par atteintes successives. L'affection peut rester stationnaire des années et des années ; les troubles de toute nature ont pu s'amender, disparaître à peu près complètement pour reparaître, différents d'aspect, après un repos indéterminé.

Les troubles psychiques, de même que les autres symptômes, présentent cette évolution caractéristique, et leur progression n'est jamais aussi accentuée, aussi régulière que dans la paralysie générale.

Nous retrouverons cette évolution dans toutes les observations de sclérose en plaques que nous aurons l'occasion de rapporter dans les pages qui vont suivre ; elle est particulièrement accentuée dans notre observation XIX, aussi bien pour les troubles physiques que pour les phénomènes mentaux.

5° Enfin, dans les cas douteux, il est souvent utile de pratiquer la ponction lombaire.

L'examen cytologique du liquide céphalo-rachidien fera constater une lymphocytose très accentuée et quelques grands mononucléaires dans la méningo-encéphalite diffuse.

Dans la sclérose en plaques si, comme nous le verrons dans la suite, les lésions méningées sont fréquentes, elles ne sont ni constantes, ni étendues. Aussi, ne rencontre-t-on pas dans tous les cas d'éléments figurés dans le liquide céphalo-rachidien de ces malades.

Si, ce qui arrive d'ailleurs dans la majorité des cas d'après les examens de Carrière, on trouve quelques éléments figurés, la formule lymphocytaire ne présente jamais la netteté que l'on relève dans la paralysie générale.

Nous l'avons vérifié nous-même sur le malade qui fait le sujet de notre observation XIX : le résultat de la ponction lombaire pratiquée chez ce malade est rapporté page 71.

II. — Sclérose en plaques et Hystérie.

L'hystérie, dont les manifestations cliniques sont essentiellement polymorphes, peut simuler de toutes pièces la sclérose en plaques. Le remarquable travail naugural de M. Souques, sur les *syndromes hystériques simulateurs des maladies organiques de la moelle épinière*, auquel nous ferons de fréquents emprunts dans le cours de ce paragraphe, ne saurait laisser de doutes à cet égard.

Mais, de ce que la névrose est constatée sur un sujet, il ne faudrait pas en conclure qu'elle n'est toujours chez lui que seule en cause.

Les associations organo-hystériques ont été mises en lumière pour la première fois par Charcot. L'hystérie est une névrose dont la fréquence est incontestée. Charcot et G. Guinon ont démontré qu'elle est souvent provoquée par les maladies organiques spinales et la sclérose en plaques en particulier. La fréquence de ces associations est donc toute naturelle.

Le professeur Oppenheim, qui a eu l'occasion de rapporter plusieurs observations de cas de ce genre, résume en ces termes son opinion :

« J'ai vu, dit-il, l'hystérie se combiner avec des maladies très diverses du système nerveux central. Il convient surtout de mettre en relief l'association fréquente des symptômes hystériques avec le complexus morbide de la sclérose en plaques. Dans ces cas, l'embarras est parfois tel que la solution du problème soulève les plus grosses difficultés, et, qu'au point de vue symptomatique, il n'est pas toujours possible de faire la part de l'hystérie et de l'organopathie spinale. »

Pour le sujet qui nous occupe ces associations ont une importance manifeste. L'état mental des hystériques est, en effet, essentiellement variable, et, dans les cas d'association des deux maladies où on ne rencontre que des troubles légers psychiques légers, la différenciation entre ceux de ces troubles qui relèvent de la névrose et ceux qui doivent être rapportés à l'affection organique est très difficile, pour ne pas dire impossible.

Aussi faudra-t-il toujours pouvoir éliminer l'hystérie avant d'attribuer les troubles mentaux constatés à la sclérose multiloculaire.

La mentalité du malade est-elle, au contraire, profondément atteinte ? Une véritable démence s'est-elle constituée ? Si ces phénomènes morbides dépendent alors sans conteste des lésions cérébrales de la sclérose, l'hystérie n'en intervient pas moins encore, si elle peut être mise en cause, comme facteur étiologique, dans l'intensité de leurs manifestations.

Nous donnons tout d'abord le résumé d'une observation de M. Souqûes où l'hystérie seule était la cause de tous les troubles. On peut se rendre compte, par une analyse attentive de ce cas type, des difficultés du diagnostic chez de pareils malades.

OBSERVATION III (résumée).

(Souques, th. de Paris, 1891, p. 16.)

Louis D..., forgeron, entré le 27 juillet 1890, dans le service de Charcot.

Antécédents héréditaires chargés. Mère nerveuse, hémiplégique de quarante à cinquante-neuf ans, époque de sa mort. Sœur
ayant eu des attaques convulsives. Du côté maternel, antécédents collatéraux très nets au point de vue névrose.

Antécédents personnels. Nuls avant son mariage.

Marié à vingt-cinq ans : trois enfants, dont un garçon de quatorze ans qui a très mauvais caractère.

Il y a cinq ans, il a perdu sa femme. Très affecté de cette
mort, d'autant plus qu'il s'y est mêlé en même temps des soucis
pécuniaires. Surmenage, privations de toute nature.

C'est au milieu de ces malheurs que sa maladie a débuté par
une céphalée très vive et des douleurs dans le cou et les épaules.
Changement de caractère ; il devient triste et taciturne, perd
l'appétit et le sommeil.

Au mois de mars 1887, première attaque de vertige à sa forge ;
il tombe près du feu et reste sans connaissance pendant quarante
minutes. Pas de convulsions, de cris, d'écume, de morsures de
la langue, d'urines involontaires. Il reste aphasique et hémiplégique du côté droit.

Rentre alors dans le service de G. Sée, où il reste cinq mois ;
la parole lui revient et l'hémiplégie rétrocède, mais il est plus
faible du côté droit que du gauche.

Il y a dix-huit mois, il rentre à Necker dans le service de
M. Dieulafoy pour un tremblement survenu sans cause appa-
rente. Céphalée, vertiges fréquents, parfois avec chute.

Moral très affecté : le jour il reste sombre, ne pensant qu'à
ses malheurs ; la nuit, il a des cauchemars lugubres. Il reste un
mois à l'hôpital et le tremblement s'améliore.

A ce moment, il perd progressivement la vue de l'œil droit.

Séjours à l'hôpital à Saint-Antoine et à l'Hôtel-Dieu, d'où il
sort pour venir à la Salpêtrière.

Etat actuel (27 juillet 1890).

Troubles moteurs. — Malade au repos : rien d'anormal, sauf
l'expression de tristesse et d'abattement du visage.

Parole lente, scandée, hésitante, avec un certain degré de
bégaiement.

Tremblement généralisé dès qu'il se met debout et qu'il marche.

Tremblement intentionnel des mains.

Le tremblement est, d'une façon générale, plus accusé à droite qu'à gauche. Il disparaît au repos d'une façon absolue.

Ecriture tremblée.

Hémiplégie droite très nette.

Réflexes rotuliens normaux à gauche, diminués à droite.

Réflexes des membres supérieurs normaux.

Ne peut sortir la langue de la bouche ; elle tremble fortement.

Absence de paralysie faciale,

Le malade se plaint de céphalalgie et de vertiges.

Il n'a jamais eu d'attaques convulsives ; lorsque le tremblement est très fort, il a la sensation d'une boule qui lui remonte dans le cou et l'étrangle. Il est alors incapable de parler et, assez souvent, reste sans connaissance. Il reste ainsi quelques minutes, puis tout se dissipe.

Troubles de la sensibilité. — Hémianesthésie droite pour tous les modes de la sensibilité. Zones hystérogènes au niveau du testicule gauche et dans le flanc gauche.

Anesthésie pharyngée totale.

Goût aboli, ouïe diminuée, odorat normal.

Troubles oculaires. — Rétrécissement du champ visuel à gauche.

Pas de lésions du fond de l'œil. Pas de diplopie.

Pas de nystagmus.

Traitement par l'hydrothérapie et le fer. Il reste deux mois en traitement et part fin septembre 1890.

Les accidents, surtout le tremblement, s'étaient améliorés.

Seuls, l'embarras de la parole et l'hémiplégie sensitivo-motrice n'avaient pas varié.

La symptomatologie de la sclérose en plaques se trouve ici complètement réalisée, mais le malade est

en même temps hystérique, et il n'est qu'hystérique.
Laissons la parole à M. Souques :

« Ses antécédents héréditaires névropathiques, dit-il,
l'absence d'une maladie infectieuse qui, d'après
MM. Charcot et Marie, est souvent à l'origine de la
sclérose en plaques, l'âge tardif auquel se sont développés les accidents, plaident déjà contre la lésion
organique. »

Les éblouissements, les vertiges, l'hémiplégie droite
sont des accidents qu'il est tout naturel de rapporter
à l'hystérie, ainsi que les troubles de la vue : amblyopie
sans lésion du fond de l'œil.

« L'embarras de la parole lui-même, reprend-il, si
ressemblant à celui de la sclérose multiple, a pourtant
quelque chose de spécial : la parole est plus hésitante,
plus redoublée, plus bégayante en un mot. Assurément,
ce sont là des nuances délicates, plus facile à saisir
peut-être qu'à décrire. Quoique bien souvent elles ne
puissent pas à elles seules trancher le différend, elles
peuvent, dans les cas complexes qui nous occupent,
mettre quelquefois en éveil.

« Reste enfin le tremblement : il est « intentionnel »,
s'exagère par l'émotion, augmente d'amplitude en
approchant du but, dans l'acte de porter un verre à la
bouche, par exemple, mais le but est atteint. Il rap-
pelle, en un mot, celui de la sclérose en plaques. Mais
son mode de début, ses variations quotidiennes, son
rythme rapide, sa régularité extrême, son siège
presque exclusif du côté paralysé, sa guérison, ne
peuvent laisser aucun doute sur sa nature névropathique.

« Bref, il ne s'agit que d'un syndrome hystérique simulateur[1]. »

Voici maintenant un cas d'association des deux affections ; les deux syndromes se développent indépendamment l'un de l'autre et leurs manifestations sont bien distinctes :

OBSERVATION IV (résumée).

(Dannenberger, th. de Giessen, p. 23.)

C. G..., fille de trente-trois ans. Pas d'hérédité.

Début il y a six ans par faiblesse des membres inférieurs.

Adiposité, Membre supérieur intact. Dyspnée.

Caractère irritable, envies de pleurer.

La commissure des lèvres est remontée en haut, à gauche ; elle tombe à droite. Les lèvres fermées, il y a une légère ouverture à gauche. Langue déviée à droite.

Disparition du masque facial par le rire.

Sensibilité à la lumière normale.

Nystagmus dans la fixation des objets.

Au-dessus de l'ovaire gauche, une zone sensible à la pression.

Réflexe rotulien exagéré à gauche.

Contractures qui disparaissent facilement et reviennent rapidement.

La motilité du membre supérieur est presque normale ; on note toutefois un peu d'incoordination motrice.

Sensibilité tactile normale

Sensibilité à la douleur variable, amoindrie et retardée au membre inférieur.

Diminution de l'odorat et du goût.

Psychisme : impressions enfantines. Sensibilité affective

---

[1] Souques. *Syndromes hystériques simulateurs des maladies de la moëlle épinière.* (Th. de Paris, 1891.)

émoussée. Mémoire et connaissances mathématiques très déve-
loppées. Se sent malade. Très affectée par son éloignement de
la maison paternelle. Empruntée, ne saurait manger, s'habiller,
se peigner sans aide.

Laisser-aller excessif.

Les contractures sont moins prononcées au lever qu'au cou-
cher.

Assise, elle ne peut plier passivement ses jambes, mais si on
la transporte dans son lit, flexion passive des jambes qu'elle ne
peut plus étendre. Ces phénomènes varient d'un jour à l'autre.

11 octobre 1899. — Dépression. Rires convulsifs. Ne reconnaît plus son entourage. Convulsions des muscles de la face. Ne
peut pas fermer la bouche.

Langage incompréhensible ou quelques mots seulement sont
conservés.

Déglutition difficile.

23 octobre. — Humeur gaie. Euphorie. Pas de progrès.

Elle sort le 23 octobre 1899.

Diagnostic : Sclérose en plaques et hystérie.

La malade est hystérique : la zone hyperesthésique
ovarienne, les troubles de la sensibilité douloureuse et
thermique, la diminution de l'odorat et du goût, les
phénomènes moteurs bizarres et variables du membre
inférieur, lèvent tous les doutes à cet égard.

Mais le mode de début de l'affection par de la
parésie des membres inférieurs, les troubles de la
parole et de la déglutition, le nystagmus surtout, qui
ne se rencontre jamais dans l'hystérie pure, imposent
le diagnostic de sclérose en plaques.

Pour ce qui est de l'état mental, il est complexe,
mais il s'appliquerait plutôt dans ses grandes lignes à
la lésion organique : si le laisser-aller, l'abattement
passager peuvent être rapportés à l'hystérie, l'euphorie,

qui est la note dominante de son état psychique, les troubles démentiels accentués — elle ne reconnaît plus son entourage — relèvent sans conteste d'une lésion cérébrale..

Voici enfin une observation résumée d'un cas de Nonne où l'hystérie d'abord incriminée dut, par la suite, être éliminée. La sclérose en plaques fut d'ailleurs anatomiquement vérifiée.

OBSERVATION V (résumée).

(Nonne, *Neurol. Zentralblatt*, 1898, p. 1142.)

Jeune fille âgée de trente ans, chez laquelle, en l'absence de manifestations objectives, on pose depuis quatre ans le diagnostic d'hystérie.

Deux ans plus tard, développement des symptômes caractéristiques de la sclérose en plaques, parmi lesquels du nystagmus.

Dans les périodes terminales, troubles de la déglutition et de la mastication, et troubles intellectuels graves.

Autopsie. — Petits foyers disséminés dans la moelle et les hémisphères cérébraux.

Vastes foyers dans la couche optique gauche, le pédoncule cérébral gauche et le lobe pariétal.

En somme, lorsqu'on se trouve en présence d'un malade présentant le complexus morbide de la sclérose en plaques, il est toujours prudent avant de porter le diagnostic ferme de cette affection d'élucider le problème suivant :

1° Le malade est-il hystérique ?

2° Si oui, tout est-il chez lui de nature hystérique, ou

bien n'y a-t-il qu'une association d'hystérie et de sclérose en plaques.

La recherche de l'hystérie est toujours facile si l'on veut se rappeler les paroles de Charcot :

« Vous n'oublierez jamais, dit-il, que dans l'étude, chez un sujet donné, d'une manifestation hystérique quelconque, il faut s'attacher constamment à rechercher avec soin vous les autres symptômes possibles de la névrose et, en particulier, les symptômes permanents. Ceux-ci, bien que le cas soit relativement rare, peuvent manquer complètement, mais alors, à leur défaut, tous aurez à signaler probablement la coexistence de quelque autre signe univoque de l'hystérie [1] ».

La réponse à la seconde question est plus délicate. Nous empruntons à la thèse de M. Souques la plus grande partie de cet exposé du diagnostic différentiel :

1° Le tremblement intentionnel d'origine hystérique existe assez souvent au repos. Les mouvements voulus angmentent son amplitude, mais n'accélèrent pas son rythme. Il est variable, d'un jour à l'autre ; il est fugace ; les émotions, la fatigue semblent l'augmenter dans des proportions considérables. Il pourrait même, et c'est là un caractère, qui, de l'avis de Charcot, serait appelé à jouer un grand rôle diagnostique, être provoqué, arrêté, exagéré par la compression des zones hystérogènes. Le tremblement de la sclérose ne présente pas ces caractères.

1. Charcot. Les tremblements hystériques *(Progrés médical,* 6 septembre 1890).

2° L'embarras de la parole consiste plutôt en un bégaiement, qu'en des caractères de scansion, de monotonie qui sont le propre de la dysarthrie de la sclérose en plaques. Il apparaît d'ordinaire après une attaque apoplectiforme ; il est variable et passager.

3° Les vertiges dans l'hystérie sont des attaques d'hystérie avortées, précédées des prodromes de l'aura céphalique.

4° Les attaques apoplectiformes et épileptiformes s'accompagnent un peu d'hémiplégie. Elles sont précédées d'aura typique. Quand elles sont suivies d'hémiplégie celle-ci revêt les caractères seusitivo-moteurs des hémiplégies hystériques.

5° Le facies immobile, hébété de la sclérose peut se retrouver dans l'hystérie simulatrice. L'homme est triste, immobile parce que le mouvement ramène le tremblement. La fixité du regard, l'hébétude dépendent de l'état neurasthénique dans lequel sont si souvent plongés ces malheureux.

6° Leur état mental ne ressemble que superficiellement à celui des malades atteints de sclérose. La perte de la mémoire, la facilité du rire et des pleurs sans motif sont communes aux deux catégories de malade. L'hystéro-neurasthénique est avant tout taciturne, pleureur ; le malade atteint de sclérose en plaques est le plus souvent gai, il éprouve une sensation de bien-être physique et moral : il a de l'euphorie.

7° Quant aux troubles oculaires leur différence dans la névrose et la myélopathie ressortira du tableau synoptique suivant emprunté aux *Leçons de Charcot* (1888-1889, p. 163).

Tableau synoptique des symptômes oculaires
dans la sclérose en plaques et l'hystérie.

Sclérose en plaques.	Hystérie
1° Paralysies dans les mouvements associés des yeux, nécessairement binoculaire et de cause centrale. Diplopie spéciale consécutive.	1° Quelquefois paralysies associées.
2° *Nystagmus.*	2° Spasmes des paupières.
	3° Diplopie monoculaire, micropsie et macropsie (Parinaud)
Dans quelques cas, myosis sthénique.	
A. Simple décoloration de la papille.	
B. Névrite optique et atrophie blanche consécutive (cas d'Enlenbourg et de Gnauk).	
1° Répondant au cas A : Amblyopie ou cécité temporaires.	1° Rétrécissement régulièrement concentrique portant sur un seul œil ou sur les deux.
2° Répondant au cas B : Rétrécissement inégal et achromatopsie comme dans l'ataxie.	2° Dyschromatopsie représentée par un simple rétrécissement du champ visuel pour les couleurs.
Amblyopie et cécité durables non fatalement progressives.	Assez souvent la notion du rouge persiste seule.
	3° Amblyopie ou cécité transitoires.

Les symptômes oculaires ont une importance capitale pour le diagnostic de la sclérose en plaques. L'examen ophthalmoscopique, même en l'absence de troubles visuels, doit être pratiqué systématiquement ; il peut déceler des lésions papillaires qu'aucun trouble de la vision n'avait jusqu'alors pu faire prévoir. Dans l'hystérie on ne rencontre rien de semblable.

III. — **Formes mentales de la sclérose en plaques.**

Après l'étude des associations morbides qui précèdent, après avoir fait notre possible pour éclaircir quelques points particulièrement délicats du diagnostic différentiel, il nous reste — et c'est là la partie principale de notre travail — à passer en revue les désordres mentaux que l'on peut rencontrer au cours de la sclérose en plaques.

Nous avons réuni dans ce but un certain nombre d'observations qui nous ont paru concluantes, et nous avons pris soin d'éliminer systématiquement toutes celles — et elles sont nombreuses — où le diagnostic de maladie organique n'était pas établi d'une façon absolue.

Nous nous sommes borné à l'étude exclusive des troubles psychiques. C'est dire que nous laissons de côté certaines manifestations, qui, si elles relèvent sans conteste de lésions cérébrales, n'entraînent pas, du moins, de désordres du côté des fonctions intellectuelles.

Tels sont, par exemple, les ictus apoplectiformes ou épileptiformes, relevés si souvent à des périodes diverses de la maladie ; tels sont surtout les troubles de la mimique, rire et pleurer spasmodiques.

Les scléreux en plaques ont, d'une façon générale, une tendance au rire et au pleurer spasmodiques, surtout au rire. C'est un rire saccadé, incoercible, véritable explosion convulsive, pouvant, par sa durée et son intensité, provoquer la cyanose et l'imminence de l'asphyxie (Oppenheim). Ce rire revêt ici le même caractère que dans le syndrome pseudo-bulbaire, et il relève probablement de lésions analogues représentées, dans la sclérose en plaques, par des îlots de tissu scléreux, bilatéraux, circonscrits, situés sur les faisceaux conducteurs de l'innervation psycho-mimique, dans le centre ovale, la capsule interne ou le bulbe.

Mais ces altérations psycho-réflexes de la mimique ne sontpas inhérentes aux troubles psychique de l'affection : le rire et le pleurer spasmodiques peuvent être presque nuls et l'intelligence profondément atteinte, ou inversement les troubles psychiques très minimes et les altérations de l'expression mimique très marquées. Cette dissociation a été expressément indiquée dans la sclérose en plaques par Pierre Marie.

Nous en avons nous-même trouvé un exemple typique dans le service du Dr Lannois, chez une jeune fille de vingt-quatre ans, arrivée au stade ultime d'une sclérose en plaques ayant débuté il y a sept ans : cette malade présente des accès de rire et de pleurer spasmodiques absolument caractéristiques, et l'état mental est toujours chez elle resté parfaitement normal.

Nous éliminons, pour les mêmes raisons, les phénomènes d'aphasie qui peuvent également se rencontrer sans atteinte de l'intelligence.

Nous éliminons, en un mot, tous les troubles cérébraux qui ne s'accompagnent pas nécessairement de désordres du côté des fonctions cérébrales supérieures, c'est-à-dire les facultés intellectuelles d'acquisition et de conservation des idées, le raisonnement et les facultés affectives.

C'est une étude des troubles psychiques et de ceux-là seulement.

Nous n'avons pas la prétention de ranger ces désordres dans une classification déterminée, à limites invariables. Outre qu'une telle classification est bien difficile en psychiatrie, elle devient si l'on veut se maintenir dans le seul domaine de la pathologie nerveuse, et de la sclérose en plaques en particulier, pratiquement impossible. Cette affection n'atteint, en effet, dans ses lésions aucun système d'une façon spéciale : tous les centres peuvent être lésés séparément, tous peuvent l'être à la fois. A des localisations anatomiques essentiellement polymorphes ne peuvent répondre que des manifestations cliniques réfractaires à toute systématisation.

Nous ferons l'examen de nos observations en les groupant d'après l'ordre de gravité croissante des symptômes observés. Nous ne doutons pas qu'un pareil groupement ne soit purement artificiel, mais il a, croyons-nous, le mérite de permettre une exposition aussi claire que possible, de manifestations psychiques variables dans leur intensité aussi bien que dans leurs caractères absolus.

OBSERVATION VI (résumée).

(Charcot, *Progrès médical*, 1879, n° 6.)

H..., femme de trente-six ans, couturière, entrée le 29 juillet 1877, dans le service de M. Charcot, à la Salpêtrière.

Pas de maladies antérieures à l'affection actuelle.

En 1863, à vingt et un ans, H... commença à éprouver un affaiblissement général et graduel de tous les membres, qui s'aggrave notablement à la suite de crises de vertiges, survenant tout à coup et empêchant la station verticale. En outre, on note dès cette époque des fourmillements dans les membres et un léger tremblement intentionnel.

Vers le quatrième mois de la maladie s'installe rapidement une cécité presque absolue qui persiste environ trois mois; puis la vision se rétablit, mais il reste de la diplopie pendant les cinq années qui suivent.

A vingt-trois ans, la malade est obligée de cesser tout travail, les symptômes précédents (faiblesse, vertiges, tremblements), s'étant accrus.

De vingt-trois à trente-trois ans, on note dans l'histoire de la malade plusieurs rémissions remarquables qui succèdent à divers traitements (hydrothérapie, saison à la Bourboule, etc.). Puis la malade est décidément confinée au lit.

Etat actuel, juillet 1877.

Mémoire affaiblie. Paresse intellectuelle qui fait que la moindre réflexion est suivie de fatigue.

Acuité visuelle affaiblie, parole embarrassée, affaiblissement manifeste, peu de tremblement.

Réflexes rotuliens très exagérés, trépidation épileptoïde.

Marche impossible, les membres inférieurs sont contracturés en extension. Urines et garde-robes involontaires.

Strabisme survenant brusquement en octobre 1877.

Eschare, érysipèle et mort le 3 mars 1878.

Autopsie. — Nombreuses plaques dans l'encéphale ; quelques plaques superficielles sur l'écorce, sept plaques sur la protubérance, quelques-unes sur le nerf olfactif, le nerf optique, la bandelette optique, dans les ventricules latéraux, dans le cervelet, etc.

Moelle épinière. — Plaques scléreuses disséminées un peu partout dans les diverses régions de la moelle. Immédiatement au-dessous du bulbe, ce sont surtout les cordons postérieurs qui sont atteints.

Si quelques doutes pouvaient ici s'élever à la seule lecture de l'observation clinique, la vérification anatomique de la sclérose en plaques vient assurer le diagnostic.

Cette observation est un exemple indéniable de la possibilité des localisations médullaires des plaques de sclérose sur les cordons postérieurs ; cette localisation pouvait d'ailleurs, du vivant de la malade, être déjà pressentie de par les troubles de la sensibilité, constatés à plusieurs reprises.

Notons aussi ces périodes de rémission des symptômes pendant lesquelles la malade semble guérie ; nous aurons l'occasion, dans le cours de cette étude, de rencontrer fréquemment, même dans les formes sévères de l'affection, de semblables arrêts dans l'évolution de la maladie, et nous ne saurions trop insister sur la valeur de ce signe au point de vue du diagnostic différentiel.

Enfin, malgré des lésions cérébrales étendues, les troubles intellectuels sont relativement minimes : on ne constate, en somme, qu'un léger affaiblissement de la mémoire, une sorte de paresse intellectuelle qui rend tout effort, même celui de parler, pénible et fatigant. Dans notre chapitre de Pathogénie, nous ferons notre possible pour expliquer ce désaccord, plus apparent que réel, entre l'étendue des lésions cérébrales et le peu de gravité des désordres psychiques.

OBSERVATION VII (résumée).

(Marie, *Revue de médecine*, 1883, p. 55o.)

T. D..., jeune homme, vingt ans.
Pas d'antécédents héréditaires, ni personnels.

A l'âge de quatorze ans, début de l'affection sans cause appréciable, par une gêne accentuée de la marche : il titubait, ne pouvait passer par une porte à un seul battant tant était grande l'amplitude des oscillations imprimées à son corps.

En même temps des vertiges, mais jamais d'attaques épileptiformes ou apoplectiformes.

La gêne de la marche allait en augmentant, les jambes se croisaient et·les membres inférieurs présentaient à cette époque un certain degré de raideur.

Nystagmus net constaté par les médecins et les personnes de l'entourage du malade.

Pas de strabisme, mais de la diplopie qui le mettait presque dans l'impossibilité de lire.

Tremblement intentionnel très accentué des membres supérieurs.

Tremblement manifeste des autres parties du corps mais moins accentué.

Embarras notable de la parole : il parle plus lentement et l'articulation des mots est devenue très difficile.

C'est à cette époque que M. le professeur Charcot vit le malade et porta le diagnostic de sclérose en plaques.

Jamais, pendant tout le cours de l'affection, la sensibilité n'a été affectée dans aucune de ses modalités.

Quant aux facultés psychiques elles avaient subi une atteinte notable : perte presque complète de la mémoire, l'intelligence est devenue très paresseuse et le caractère extrêment irritable.

Puis, bientôt tous ces symptômes s'amendèrent ; les troubles oculaires disparurent complètement ainsi que le tremblement ; la marche elle-même devint de plus en plus sûre et, actuellement, le petit malade est devenu un grand garçon de vingt ans, d'apparence robuste, qui n'éprouve plus d'autres symptômes nerveux que des maux de tête violents et revenant assez fréquemment,

Les réflexes rotuliens sont peut-être encore un peu exagérés, mais d'une façon à peine appréciable.

OBSERVATION VIII (résumée).

(Dannenberger. th. de Giessen. 1901, p. 26.)

F. A..., voiturier, trente-trois ans. Pas d'hérédité.

A onze ans, maladie sérieuse dont il ne peut préciser le diagnostic. Depuis, vie agitée.

En 1900, début de l'affection actuelle par une grande faiblesse dans les jambes, si bien qu'il ne se traîne qu'à grand'peine à la clinique de Giessen.

Relativement sobre.

Maux de tête, vertiges, tiraillements dans la cuisse.

Diplopie, mauvaise vue ; fatigue visuelle rapide.

Examen. — Bien constitué. Pas d'œdème, d'exanthème, de bubons.

Contracture spasmodique des jambes ; démarche hésitante. Saute difficilement.

Signe de Romberg.

Exagération des réflexes rotuliens, surtout à droite.

Clonus du pied.

Parésie du membre supérieur. Réflexe tricipital exagéré. Les autres réflexes normaux.

Pas de nystagmus.

Goût, ouïe, odorat normaux.

A droite, légère parésie faciale.

Sensibilité normale à la douleur et à la température.

Pupilles légèrement inégales, réagissent paresseusement.

Parole monotone, non scandée.

Pas de troubles sexuels. Rétention d'urine passagère.

Tremblement léger des doigts écartés.

Le jour de son admission, tremblement saccadé, mais n'atteignant pas les mains et la tête ; actuellement le tremblement ne survient qu'après des efforts musculaires prolongés.

Rire spasmodique net.

Psychisme : malgré les misères et les souffrances, malgré la parésie des jambes, euphorie.

Troubles accentués de la mémoire ; ne peut dire le nom de l'Empereur, l'âge de son père quand il est mort, etc.

Ne sait plus son alphabet.

Ecriture normale.

28 février 1901. — Pas de changement général.

Le malade marche cependant plus facilement, il peut monter sur une chaise.

Il se souvient que son père est mort à soixante-six ans.

Léger nystagmus.

Ce sont encore des troubles mentaux simples que nous constatons dans ces deux observations ; ce sont les troubles mentaux classiques, affaiblissement de la mémoire, paresse intellectuelle, avec cet état spécial d'euphorie très net chez le malade de Dannenberger.

Il est rare que la sclérose en plaques ne s'accompagne pas de phénomènes psychiques de cet ordre et nous aurions pu multiplier de semblables exemples ; ces deux cas, auquel on peut joindre l'observation précédente de Charcot, sont, croyons-nous, suffisamment typiques pour entraîner la conviction.

L'observation de Marie présente toutefois cette particularité remarquable, et qui mérite d'être signalée, qu'il semble y avoir eu guérison totale, absolue de l'affection organique.

Nous donnons maintenant le résumé d'une des célèbres observations de Westphal qui ont donné lieu à bien des discussions, à bien des hypothèses. Nous ne croyons pas, pour des motifs que nous ferons valoir plus loin, que celle-ci en particulier soit déplacée dans ce travail :

OBSERVATION IX (résumée).

(Westphal, *Arch. für Psych. und Nervenk.*, Bd. XIV, p. 87, 1883.

J. N... entre à la Charité le 4 août 1866, à l'âge de dix-huit ans, meurt le 5 octobre 1875.

Antécédents héréditaires. — Père mort d'apoplexie cérébrale, il avait eu la danse de Saint-Guy pendant plusieurs années.

Mère bien portante. Sept sœurs bien portantes.

Antécédents personnels. — A huit ans, fièvre typhoïde. A seize ans, une rougeole simple. Depuis six mois, N... se plaint de faiblesse dans les membres inférieurs ; la marche est devenue difficile et il tombe souvent. Il y a trois mois, diplopie qui dure trois semaines.

1866. — Entre pour la première fois à l'hôpital et l'on ne constate d'abord aucun signe évident d'affection spinale ; au bout de quelques semaines parésies des membres inférieurs et incertitude de la marche ; il tremble en marchant. Signe de Romberg. Il reste peu de temps à l'hôpital.

5 décembre 1872. — Il revient dans l'état suivant :

Membres inférieurs.— Lorsqu'il est dans la situation horizontale, il peut élever ses membres au-dessus du plan du lit, assez haut, mais ces mouvements ne s'exécutent que lentement et en tremblant. Ce tremblement disparaît dès que les jambes reposent sur le plan du lit. La flexion et l'extension des jambes sont possibles, mais lentes, hésitantes et accompagnées de tremblement. Les mouvements passifs sont raides et résistants. Les pieds sont en varus equin.

Exagération des réflexes rotuliens des deux côtés et trépidation spéciale.

Membre supérieur. — Tremblement intentionnel. Les mains et les doigts sont lents et assez maladroits. Il ne peut manger seul, répand tout sur lui à cause du tremblement.

Le tronc et la tête se mettent à trembler dès que le malade veut se mettre sur son séant.

Le visage a une expression endormie et stupide; la bouche est entr'ouverte. Il paraît insensé, ne connaît ni le mois ni l'année, il sait pourtant où il se trouve.

Le langage est hésitant; la formation des consonnes incomplète.

La voix est monotone, pas absolument scandée.

Pas de nystagmus, pas de diplopie.

Le malade assure qu'il entend bien, qu'il a conservé le goût.

L'examen de la sensibilité n'est pas pratiqué à cause de son état psychique.

Il paraît certain « scheint es sicher » qu'il n'a pas de troubles grossiers. La vessie et le rectum sont intacts.

Fin mai 1873. — Le malade est tombé de son lit sans s'en douter.

Tremblement toujours intentionnel.

Les paupières sont animées de battements fréquents. Quand il tire la langue hors de la bouche, elle tremble et se dévie fortement à gauche.

L'expression du visage est insignifiante. Si on lui demande à quoi il pense : « Si je serai bientôt guéri », répond-il.

Ses réponses sont sensées et justes, quoiqu'il ne sache ni le nom du médecin ni celui de ses voisins de lit.

Fin novembre, il commence à se lever; il marche les jambes écartées, s'accrochant aux barreaux des lits.

D'autres fois, il passe une partie de la journée sur un fauteuil, immobile, le menton appuyé sur la poitrine et le regard fixé vers le sol.

En 1874, le malade, au repos, tremble du membre supérieur droit; le gauche ne tremble pas. Les membres inférieurs tremblent aussi au repos. Il marche seul à petits pas, les genoux à peine fléchis, les yeux fermés.

Les membres inférieurs ne tremblent plus pendant les mouvements.

Le tremblement intentionnel persiste aux membres supérieurs.

Pas de nystagmus. Acuité visuelle normale.

Ouïe bonne ; odorat et goût normaux de l'avis du malade.

Fin mars, on remarqua que le malade avait, la nuit, des crises convulsives ; il ne perdait pas connaissance, mais gémissait à haute voix.

Septembre 1875. — Scorbut et mort le 7 octobre.

Autopsie négative.

Au point de vue clinique, il ne saurait y avoir l'ombre d'une hésitation. L'affection débute un an et demi après une rougeole, et la notion de cette maladie infectieuse antérieure est déjà dans l'ordre étiologique, favorable à la sclérose en plaques ; ce début se manifeste par de la parésie des membres inférieurs et de la diplopie passagère, symptômes caractéristiques.

Successivement l'on constate des troubles de la démarche, du tremblement intentionnel, de l'exagération des réflexes avec trépidation épileptoïde, des troubles de la parole, quelques crises épileptiformes ; bref, le tableau clinique complet de la maladie, sauf le nystagmus.

Au point de vue psychique, la perte de la mémoire est absolue et le malade est intellectuellement déprimé.

Il meurt neuf ans après le début de l'affection d'une maladie intercurrente (scorbut).

Si dans les autres cas de Westpha, où l'autopsie, comme ici, reste négative, on peut songer à l'hystérie, il serait superflu, en présence d'un pareil malade, d'insister longtemps sur un tel diagnostic. L'affection évolue sans présenter aucun trouble sensitif ou sensoriel ; on ne relève, dans l'examen, aucun stigmate de la névrose.

On a pourtant catalogué cette observation sous le

titre de pseudo-sclérose, en laissant entendre que cette pseudo-sclérose serait de nature hystérique.

Il serait plus simple, à notre avis, d'émettre l'hypothèse de lésions histologiques ne se manifestant par aucun caractère macroscopique. Outre que l'examen microscopique paraît avoir été négligé dans ce cas, il est vraisemblable d'admettre que, même s'il avait été fait d'une manière consciencieuse, il aurait eu beaucoup de chances de donner quand même un résultat négatif, à moins de porter sur un nombre considérable de coupes prises à tous les étages de la moelle et du cerveau.

Quand on a, en effet, pour se guider, des lésions apparentes à l'œil nu, rien n'est plus simple que de vérifier, au niveau de ces lésions, les altérations morphologiques des tissus et des cellules ; dans une affection comme la sclérose en plaques qui présente des lésions essentiellement irrégulières comme nombre et comme distribution, si l'examen macroscopique ne vient pas déterminer exactement la portion de tissu à examiner au microscope, on a de grandes chances de faire porter ses coupes sur du tissu sain.

Nous avons eu l'occasion, dans le service de M. le Dr Lannois, de pratiquer nous-même, au mois de mai dernier, l'autopsie d'un malade de quarante ans mort de tuberculose pulmonaire au cours d'une sclérose en plaques qui évoluait depuis six ans.

L'observation clinique était typique : le syndrome classique de la sclérose en plaques existait au complet chez ce malade.

A l'examen de la moelle, nous ne trouvons aucune

trace de lésion ; sur le cerveau, rien encore. Cependant, après quelques minutes d'exposition à l'air, nous finissons par apercevoir, sur la partie inférieure des pédoncules cérébraux, deux petites plaques rosées, de consistance gélatineuse, présentant tous les caractères des plaques de sclérose récentes. En outre sur les coupes des pédoncules et de la protubérance apparut une teinte rosée diffuse. Comme lésions macroscopiques, c'était absolument tout ce que l'on pouvait relever sur le système nerveux central. Si le diagnostic clinique était confirmé, il n'en reste pas moins vrai qu'il est difficile de ramener tous les signes physiques que présentait ce malade, les signes de lésions médullaires surtout, comme les troubles de la démarche, l'exagération des réflexes, etc..., à des lésions aussi minimes de l'encéphale. Il faut nécessairement admettre l'existence de lésions histologiques de la moelle, n'intéressant pas une agglomération suffisamment nombreuse d'éléments pour apparaître à un simple examen macroscopique.

Notons, de plus, que ce malade ne présentait pas de troubles psychiques, si ce n'est peut-être une légère atteinte à la mémoire.

Nous pouvons citer encore, à l'appui de notre hypothèse, l'observation suivante que nous empruntons à la thèse de Bourneville :

OBSERVATION X (résumée).

(Bourneville, th. de Paris, 1869.)

Catherine C..., quarante et un ans, couturière, veuve, admise à la Salpêtrière en 1867, et entrée le 18 avril 1868 dans le service de M. Charcot.

Obtusion complète de l'intelligence ; la malade est aussi atteinte au point de vue physique qu'au point de vue intellectuel.

Face pâle, pupilles normales, vision un peu diminuée.

Tremblement intentionnel des mains, puis du membre inférieur et de la tête.

Parésie des membres inférieurs. Trépidation épileptoïde.

Erysipèle diffus et mort le 13 mai 1868.

Autopsie. — *Macroscopiquement*, rien aux méninges cérébrales.

Aucune trace de sclérose dans le cerveau, même à la coupe.

Rien à la face interne des ventricules latéraux, ni sur la protubérance.

Coloration grisâtre de la pie-mère bulbaire et de l'enveloppe de la pie-mère cervicale.

La moelle paraît intacte.

Microscopiquement, les lésions deviennent apparentes à l'examen histologique ; nombreux corps amyloïdes sériés le long des vaisseaux dans la moelle lombaire.

Un peu à tous les étages on rencontre des foyers de corps amyloïdes dans les différents cordons médullaires.

Pigmentation anormale des cellules des cornes antérieures.

Par endroits, les cylindres-axes sont dépourvus de leur gaine de myéline au niveau des amas des corps amyloïdes.

Néoformation conjonctive par plaques disséminées.

Le cerveau ne semble pas avoir été examiné histologiquement.

Dans le cas de Bourneville, comme dans celui de Westpha, il n'y a pas de lésions macroscopiques. Mais l'examen histologique de la moelle est nettement positif, et permet de constater des altérations très étendues à tous les étages, sur tous les systèmes. Toutefois, ces lésions ne suffisent pas à expliquer l'obtusion absolue de l'intelligence et, là encore il faut admettre de lésions cérébrales que l'examen macroscopique ne fait pas soupçonner.

Avec cette observation de Bourneville nous avons commencé l'étude d'une nouvelle série de cas où les troubles psychiques, que nous allons rencontrer, sont plus accentués que dans les exemples précédents.

Ils sont caractérisés par un affaiblissement irrégulièrement progressif de toutes les facultés intellectuelles aboutissant en fin de compte à l'obnubilation pour ainsi dire absolue de toutes les fonctions psychiques, mais sans revêtir toutefois encore les caractères d'états vésaniques, démentiels.

Ainsi, par exemple, ce cas de Schüle :

OBSERVATION XI (résumée).

(Schüle, *Deutsch. Arch. f. klin. Med.*, t. VIII).

Marie N..., quatorze ans et demi.

Pas d'antécédents héréditaires.

Bonne santé antérieure, sauf à six ans, une jaunisse et une albuminurie transitoires.

A sept ans, début de l'affection actuelle par du strabisme, de la diplopie, une paralysie faciale gauche, puis droite. Tous ces symptômes disparurent au bout de quelques semaines.

Au début de la neuvième année, paralysie généralisée de la sensibilité ayant débuté par des fourmillements et qui passe en quelques semaines ; puis, paralysie motrice généralisée, également transitoire.

A cette période surviennent les premiers troubles psychiques : l'enfant jusqu'alors intelligente, d'un bon caractère, appliquée, devint insouciante, négligente, paresseuse, oublieuse, capricieuse, excitable, bizarre.

A neuf ans et demi, fréquentes attaques de vertige, sans perte complète de connaissance, avec vomissements et secousses musculaires. Ces phénomènes deviennent peu à peu de plus en plus rares, puis disparaissent.

A onze ans et demi nouvelle paralysie motrice transitoire.

A douze ans, strabisme et diplopie, vertiges sans perte de connaissance, mais avec vomissements et convulsions.

Au début de la treizième année, parésie croissante de tout le côté gauche du corps.

La mémoire diminua de plus en plus ; le caractère s'altéra, grand égoïsme, entêtement, excitabilité, insociabilité, qui valurent à la petite malade le sobriquet de folle.

A treize ans et trois mois, nouvelle paralysie motrice généralisée (3e fois) qui rétrocède. Cependant, le côté gauche reste encore plus parésié et la démarche mal assurée.

Troubles notables de la coordination dans les mains ; parésie des extenseurs de la tête qui ne peut plus être tenue droite, et tremble.

A treize ans et demi, secousses choréiformes et incoordination motrice.

A quatorze ans, nouvelle paralysie généralisée (4e fois) qui s'améliore bientôt.

A quatorze ans et trois mois, apparition des règles qui durèrent sept semaines et affaiblirent fort la malade.

Etat actuel (quatorze ans et demi). 9 septembre.

Fille grande, élancée, anémique, d'une gaieté enfantine, incapable de réflexion, faible d'esprit, quoique répondant correctement à des questions même concrètes.

Pupilles égales. Diplopie. Léger nystagmus.

Paralysie faciale droite avec issue de la salive par la commissure labiale. L'orbiculaire palpébral n'est pas touché.

Parole lente, monotone, embarrassée.

La langue ne présente aucun trouble, déglutition normale.

Incoordination prononcée des extrémités, surtout à gauche.

Troubles de la démarche : projection des jambes et démarche sautillante. Force musculaire très diminuée à droite.

Atrophie musculaire des jambes.

Sensibilité partout conservée.

Excitabilité réflexe conservée.

Quant la malade cherche à exécuter un mouvement, tout le corps vacille et frémit, Ce tremblement persiste quelquefois au repos.

15 mars. — Lente progression du mal.

Parole nettement scandée, les syllabes sont prononcées sur un ton différent, les unes par explosion, les autres avec hésitation. Déglutition et mastication pénible.

Fort tremblement de la tête dès que celle-ci n'est plus soutenue.

Psychisme : Grande excitabilité morale. Alternatives de rire et de pleurs sans motif, prédominance d'une gaieté enfantine.

Grande faiblesse intellectuelle.

28 mars. — Paralysie brusque de la déglutition, l'hypoglosse restant intact. L'état empire de jour en jour.

Morte le 5 avril.

Autopsie. — Œdème et état trouble de la pie-mère, cérébrale au niveau des circonvolutions frontales, surtout à droite, où les circonvolutions sont même diminuées de volume.

Résistance de la surface cérébrale augmentée.

Les ganglions centraux sont sclérosés. La protubérance, le bulbe; tout l'encéphale est farci de foyers scléreux.

Dans la moelle ce sont surtout les cordons postérieurs qui sont touchés.

Plus on descend le long de la moelle, moins les lésions sont étendues et profondes.

Examen microscopique. Sclérose encéphalique et médullaire.

Les lésions sont très marquées autour des vaisseaux qui, eux-mêmes, présentent un épaississement de leurs parois avec prolifération cellulaire.

De plus, on a constaté des altérations au niveau de la substance grise centrale et de quelques points des cornes antérieures.

La maladie débute à sept ans chez une enfant normale, qui ne présentera d'atteinte intellectuelle que deux ans plus tard.

Les troubles de la sensibilité sont ici des symptômes précoces et passagers ; on en trouve d'ailleurs l'explication dans les altérations des cordons postérieurs constatées à l'autopsie. Si l'on admet l'existence des troubles sensitifs dans la sclérose en plaques, — et nous avons vu qu'on les y rencontre assez fréquemment — le tableau clinique est complet.

Les troubles psychiques débutent à neuf ans par une modification complète du caractère : cette enfant jusqu'alors intelligente, appliquée, aimable, devient négligente, paresseuse, oublieuse, insouciante, capricieuse. Ces symptômes s'aggravent vers la treizième année, époque à laquelle, rapporte Schüle, son insociabilité lui valut le sobriquet de folle.

De quatorze à quinze ans, moment de sa mort, elle est plus calme ; il lui reste cependant une excitabilité morale excessive, greffée sur un fonds de gaieté enfantine, qui n'est guère en rapport avec l'état de déchéance organique où elle est arrivée.

En résumé, euphorie, avec atteinte grave de toutes les fonctions intellectuelles.

Signalons aussi les lésions anatomiques : lésions de méningite corticale avec légère atrophie des circonvolutions frontales, surtout à droite, coexistant avec des foyers de sclérose disséminés un peu partout. L'examen histologique des parois vasculaires n'est pas moins intéressant.

Nous aurons l'occasion de revenir sur ces altérations

quand nous ferons l'étude anatomo-pathologique de l'affection.

OBSERVATION XII (résumée)

(Oppenheim, *Fall. von mult. Sklerose*, in th. Dannenberger).

Etiologie inconnue.

Symptômes cliniques bien prononcés, mais se limitent à une moitié du corps.

Faiblesse de la mémoire; imbécillité précoce.

Autopsie. — Moelle peu atteinte.

Foyer dans le corps calleux avec irradiation latérale droite.

OBSERVATION XIII (résumée).

(Valentiner, *Deustche Klinik*, 1856.)

R. S..., jeune fille de vingt ans (1830),

Antécédents personnels. — A la suite d'un refroidissement elle est prise à dix-sept ans de faiblesse dans les membres inférieurs. Puis ses mains se mettent à trembler quand elle s'en sert.

A dix-huit ans, l'apparition des régles produit un amendement ; mais la menstruation cesse bientôt et les accidents reparaissent.

Troubles légers de la sensibilité. Prononciation difficile.

Diminution des forces psychiques.

Entrée à l'hôpital en 1853.

La parésie des membres inférieurs devient à peu près complète

Nystagmus et dilatation pupillaire.

L'état psychique se transforme en une vraie stupidité,

Janvier 1854. — Le tremblement intentionnel des mains semble être amélioré par l'emploi du seigle ergoté.

Au printemps 1854, escarre sacrée.

Tous les symptômes persistent. Mort le 1er novembre 1854.

Autopsie. — Consistance ferme de la substance cérébrale.

La substance avoisinant les ventricules latéraux et celle de la protubérance étaient très dures.

On trouvait à ces endroits des noyaux gris superficiels et profonds. En outre, on rencontrait des portions très fermes, d'un blanc pur, que leur différence de consistance, plus que leur aspect extérieur, permettait de distinguer de la substance avoisinante.

Au microscope, les noyaux indurés blancs consistaient en une masse fibreuse analogue au tissu conjonctif,

. Les noyaux blancs n'étaient pas, comme les gris, déprimés au-dessous de la surface de la coupe.

La moelle épinière était çà et là indurée.

Ces deux observations présentent à peu près les mêmes troubles psychiques que dans le cas de Schüle.

L'imbécillité précoce rapportée par Oppenheim relève incontestablement du foyer de sclérose situé sur le corps calleux ; une telle localisation anatomique ne saurait exister sans troubles intellectuels graves.

Chez la malade de Valentiner l'état psychique, qui était resté durant les premières années de l'affection à peu près normal, se transforme brusquement en une véritable stupidité ; et l'examen anatomique vient rendre compte de cette transformation rapide, puisqu'il démontre, à côté de lésions anciennes (noyaux gris indurés déprimés), l'existence de lésions récentes qui se manifestent par des plaques blanches, que leur différence de consistance et leur structure histologique permettent de distinguer des parties saines.

OBSERVATION XIV (résumée)

(Valentiner, *Deutsche Klinik*, 1846, n° 14.)

S..., vingt et un ans, instituteur. Début en 1852, à dix-neuf ans, par une parésie brusque du mouvement et du sentiment du côté gauche. Jamais de perte de connaissance.

Etat mental. — Un peu excitable, exaltation religieuse, quelques accès de mélancolie.

La parésie s'étend à droite, mais est toujours plus prononcée à gauche.

Entre à l'hôpital en 1854, à vingt et un ans.

L'excitation est changée en stupeur. Incertitude motrice, tremblement intense accompagnant tout mouvement, même celui de la parole. Le malade marche avec des béquilles.

Troubles psychiques modérés, caractérisés par une tendance morbide à faire des poésies, un grand amour-propre et des accès mélancoliques. Emotivité.

En même temps, accès de vertiges et de céphalalgie siégeant à l'occiput.

Janvier 1845. — Vingt-deux ans : irrégularité dans l'expulsion des urines et des matières fécales. Nystagmus.

Mars et avril. — Le tremblement intentionnel devient tel que la prononciation du malade est presque incompréhensible.

Les fonctions psychiques s'affaissent de plus en plus ; à plusieurs reprises, rétention spasmodique des urines.

30 mai. — Dysenterie, alors épidémique. Le 31 mai et le 4 juin, disparition du tremblement d'une manière presque complète. La paralysie gauche, par contre, est presque totale.

6 juin. — Diminution du tremblement, collapsus, mort.

Autopsie. — Sclérose en plaques du pont de Varole, des olives, de la base du cerveau.

Pas d'altération vasculaire.

L'examen de la moelle semble avoir été négligé.

Ce n'est plus maintenant à un malade complètement

privé de toutes ses facultés psychiques que nous avons affaire, mais bien plutôt à un maniaque qui, s'il ne présente pas d'idées fixes délirantes au sens absolu du mot, a du moins des tendances au délire systématisé.

Ce qui domine chez lui c'est la mélancolie, mais une mélancolie qui n'est pas constante — elle pourrait alors être attribuée à sa maladie, — qui le prend par accès, par crises; à une exaltation religieuse passagère fait suite un besoin morbide de composer des poésies. Nous trouvons même une variété de manie des grandeurs dans l'opinion exagérée qu'il a de sa valeur personnelle; ce ne sont certes pas encore des délires aigus, mais sont des états intermédiaires qui s'en rapprochent par bien des points.

C'est encore une de ces formes de transition dans la gravité des désordres psychiques que nous constatons chez cette nouvelle malade de Dannenberger.

OBSERVATION XV

(Dannenberger, th. de Giessen, 1901, p. 24.)

E. D..., meunière, vingt-sept ans.

Pas d'antécédents héréditaires.

Antécédents personnels. — Dans l'adolescence, diplopie passagère. Mariée depuis deux ans. Autrefois, bavarde à l'excès. Depuis deux ans et demi, diplopie.

Symptômes de la maladie organique. — Troubles d'incoordination motrice. Tremblement. Exagération des réflexes.

Manières niaises; agitée; a peur d'être tuée par son mari; menace de se tuer avec son enfant. Manque de jugement; actions stupides.

Perte de la mémoire. Aggravation des symptômes en ces derniers temps.

Examen. — Femme forte ; peau normale ; sécrétion sudo-rale augmentée ; pas de scrofule. Tremblement de la tête et des doigts.

Tressaillements dans les épaules et le buste. Réflexes patellaires augmentés.

Spasme clonique net à gauche, à peine indiqué à droite.

Sensibilité douloureuse augmentée.

Yeux. — Pas de lagophthalmie. Strabisme intermittent.

Faible nystagmus quand elle regarde à droite.

Pupilles dilatées, réagissant à la lumière.

Démarche vacillante. Incoordination motrice des bras et des mains.

Tremblement exagéré par les mouvements volontaires.

Pouls régulier à 96. Selles et urines spontanées.

Psychisme. — Niaise, enfantine, paramimie, bavarde.

Raconte ses secrets aux malades qui l'entourent. Sot orgueil de sa beauté d'autrefois. Se met des fleurs ; en donne au chef de service avec une poésie. Veut qu'on lui donne de l'argent et nomme un parent millionnaire. Manque absolu de jugement, très crédule.

Elle reste dix mois à l'hôpital en présentant des modifications diverses de ces symptômes psychiques.

Pendant quelque temps elle présente un léger délire de per-sécution.

L'intelligence diminue de plus en plus.

Elle a toujours la meilleure opinion d'elle-même et de sa dignité ; euphorie presque constante.

Ecriture tremblée.

Départ sans amélioration.

Le début de la maladie est lointain ; on peut le faire remonter à ce symptôme de diplopie passagère, si-gnalé pour la première fois dans l'adolescence. Mais il y a là une longue période de rémission et ce n'est que depuis son mariage (il y a deux ans) que les

grands symptômes (tremblement intentionnel, nystagmus, etc.) se sont manifestés. Les troubles psychiques n'ont, eux aussi, apparu que depuis peu.

La caractéristique de l'état mental de cette malade
c'est l'euphorie, la bonne opinion qu'elle a d'elle-même
et de sa dignité, et, sur ce fonds constant de bonne
humeur, apparaissent des désordres variés : elle a peur
d'être tuée par son mari, et elle manifeste en même
temps des idées de suicide ; elle est vaniteuse, bavarde,
présente par moment un peu de manie des grandeurs,
pendant que petit à petit son intelligence baisse de
plus en plus.

OBSERVATION XVI (résumée).

(Jolly, *Arch. f. Psych.*, t. III, 1872, p, 211.)

Femme d'un tailleur, vingt-huit ans.
Début en 1869.
Actuellement. — Diminution de la mémoire. maux de tête,
pleure facilement, crampes.

Hémiplégie gauche qui présente des alternatives d'amélioration
et de rechutes.

En peu de temps : troubles de la coordination, troubles de
la parole, tremblement intentionnel, atrophie faciale droite, puis
atrophie musculaire généralisée.

Délires, confusion des idées, manie de la destruction, an-
goisses, manie des grandeurs.

Dépression, exaltation, illusions d'avoir offensé Dieu.

Puis ces phénomènes diminuent un peu d'intensité.

Morte en 1871 de tuberculose pulmonaire.

Autopsie. — Sclérose intense sur tout le corps calleux et plaques de sclérose sur le pourtour des ventricules latéraux.

Ilots disséminés sur l'hémisphère gauche.

Dans la moelle, sclérose de la partie postérieure des cordons latéraux.

Ici, la transition que nous indiquions dans les observations précédentes est franchie. Après quelques troubles légers de la mémoire au début de l'affection, apparaissent brusquement des phénomènes délirants, nettement caractérisés : manie de la destruction, manie des grandeurs, scrupules religieux, alternatives de dépression et d'exaltation. C'est le tableau de la paranoïa.

Les lésions du corps calleux constatées à l'autopsie sont à noter, ainsi que les plaques corticales de l'hémisphère gauche ; de semblables localisations sont amplement suffisantes pour expliquer les troubles psychiques observés.

OBSERVATION XVII (résumée).

(Charcot. *Leçons sur les mal. du syst. nerveux*, t. I, p. 263.)

Joséphine C.. , entrée le 21 mars 1867, dans le service de M. Vulpian, et morte le 7 février 1871, dans le service de M. Charcot à trente-deux ans.

De quatorze à vingt et un ans, étourdissements suivis de vomissements.

Grossesse à vingt-deux ans qui met fin aux vomissements.

La sclérose en plaques disséminées a débuté à vingt-trois ans et demi.

Faiblesse de la région lombaire, fatigue très grande des membres inférieurs, élancements dans la jambe droite, affaiblissement de la vue, diplopie.

A vingt-cinq ans, faiblesse des bras qui sont parfois le siège de douleurs.

1867. — Nystagmus, diplopie. Intégrité des masses musculaires. Perte de la notion de position des membres inférieurs.

Paresse et tremblement des membres supérieurs.

Partout la sensibilité tactile est en grande partie perdue.

1868. — La malade ne peut plus se tenir debout.

Les symptômes sont plus accusés à droite qu'à gauche.

Le tremblement des membres supérieurs a augmenté.

Douleurs fulgurantes fréquentes, surtout dans la moitié gauche de la face. Etourdissements vertigineux se montrant à intervalles rapprochés. Le nystagmus est plus accusé.

1870. Janvier. — Troubles psychiques : véritable accès de lypémanie. Hallucinations visuelles et auditives : elle voyait des personnages effrayants et entendait des voix qui la menaçaient de la guillotine.

Elle était convaincue que nous voulions l'empoisonner.

Pendant vingt jours elle a refusé de prendre toute espèce de nourriture, et on a été obligé de l'alimenter pendant tout ce temps à la sonde œsophagienne.

Accès de rire et de pleurer spasmodiques.

Ces accidents disparaissent à peu près complètement.

Les autres symptômes augmentent d'intensité.

Symptômes de paralysie bulbaire qui vont en s'aggravant et la malade meurt le 7 janvier 1817.

Autopsie. — Nombreuses plaques de sclérose dans le cerveau et la moelle.

Les cordons latéraux et les cordons postérieurs présentent de nombreuses lésions, surtout les derniers.

Ce qu'il y a de plus remarquable dans ce cas, c'est l'apparition tardive des désordres psychiques, leur éclosion rapide, en même temps que leur caractère essentiellement transitoire.

Ils n'en sont d'ailleurs pas moins très graves : accès de lypémanie, délire de la persécution poussé à un degré tel que la malade refuse toute nourriture dans la crainte d'être empoisonnée, et qu'on est obligé de l'alimenter à la sonde œsophagienne et, enfin, hallucinations visuelles et auditives effrayantes.

Puis tout rentre dans l'ordre au point de vue psychique, pendant que les signes physiques au contraire augmentent de gravité, si bien que la malade meurt quelques mois plus tard avec des symptômes de paralysie bulbaire.

Nous discuterons ensemble, en raison des analogies qu'elles présentent, les deux cas qui vont suivre ; l'un concerne une malade de Dannenberger, observé à la clinique de Giessen, l'autre est relatif à un malade dont M. le Dr Lannois a publié l'observation dans la *Revue neurologique* en septembre 1903 ; nous avons complété cette observation en signalant les modifications survenues dans l'état du malade depuis cette époque.

OBSERVATION XVIII (résumée).

(Dannenberger, th. de Giessen, 1901, p. 25).

M. S., femme d'un relieur, divorcée, cinquante-quatre ans.
Antécédents héréditaires. — Nuls.
Antécédents personnels. — Dans sa jeunesse était parmi les meilleures élèves de sa classe. Quatre accouchements normaux : un fils, soi-disant mélancolique, se brûle la cervelle. Depuis longtemps rein mobile, céphalée.
1895. — Agitation, idées de suicide, mélancolie qui diminue d'intensité.
Juin 1896. — Premier séjour à la clinique.
Parésie de la main droite. Nystagmus. Romberg. Exagération des réflexes rotuliens. Tremblement de la langue.

Intelligence bonne, mais le travail intellectuel est lent, pas de chimères.

Amélioration et congé fin 1897.

Peu après, psychose avec symptômes de paranoïa : idées de persécution, hallucinations, tentatives de suicide, manies....., et on la ramène pour la deuxième fois à la clinique en juin 1898·

Juin 1898. — Air accablé, méfiant, croit qu'on se moque d'elle.

Réflexes rotuliens exagérés. Pas de clonus.

Inégalité pupillaire, mais les pupilles réagissent bien.

Parole normale. La dépression s'arrête quelques jours.

Successivement, en quelques mois, idées de pauvreté avec le désir, la rage d'amasser, plus confiante. En racontant sa vie elle manifeste des sentiments de dignité et de suffisance personnelle ; parfois aussi elle se déprécie. D'après elle, la raison de sa mélancolie réside dans un malheur domestique ; elle conteste les hallucinations et les idées de persécution.

Puis son psychisme devient tout différent: bavarde, vaniteuse, un peu de manie de grandeurs.

Puis elle revient à ses idées de pauvreté. Insomnie sans agitation. Vertiges avec sécrétion sudorale ; troubles circulatoires.

Troubles de la parole : bégaie, balbutie puis, au bout de quelques minutes, tout redevient normal.

Profonde mélancolie ; on suppose une affection organique.

1896. — Début de l'année calme. En février, alternatives de dépression et de gaieté jusqu'en mars.

Au mois de mai, tableau de la manie aiguë : rage d'économie, querelleuse, passion de diffamer. Les idées se succèdent sans cesse, les sentiments diminuent.

A la fin manie de la destruction, accès de fureur, frénésie. Puis l'agitation s'apaise graduellement et elle redevient très docile.

Vertiges pénibles suivis de défaillances et de syncopes qui durent près d'un jour. Elle reprend connaissance et cherche à expliquer l'accès. Les pupilles toujours inégales réagissent bien à la lumière ; l'écriture est normale,

Les jours suivants coprolalie, agitation, paresthésies, malpropreté voulue, échopraxie, écholalie, bégaiement.

Juillet. — Dipsomanie, perte de la faculté de penser, manières niaises, vaso-paralysie : paralysie bulbaire.

Démarche spasmodique et engourdie, mémoire bonne.

Masque facial, impossibilité d'écrire.

1900. — Les paresthésies vont mieux. Tremblement intentionnel des bras et des mains. Querelleuse, rage d'économie, menteuse.

Colères terribles accompagnées de hurlements pour des causes futiles.

OBSERVATIONS XIX

(Dr Lannois, *Revue Neurologique*, septembre 1903.)

Marius C..., vingt-six ans, est vu pour la première fois à la consultation des maladies nerveuses en mai 1901.

Depuis il a fait plusieurs séjours dans le service où il est encore actuellement.

Il a reçu une bonne éducation. est licencié en droit, et employé dans une grande administration, mais a dû se faire mettre en congé à cause de sa maladie.

Antécédents héréditaires. — Son père est vivant, âgé de soixante et onze ans, de bonne santé, pas nerveux, pas alcoolique : il aurait eu, il y a deux ans, une congestion (?) à la suite de laquelle il a perdu l'œil droit. Renseignements pris, il s'agirait d'une hémianopsie d'origine probablement syphilitique.

La mère bien portante et bien équilibrée a cinquante-deux ans : il y avait donc près de vingt ans de différence d'âge entre les deux géniteurs.

Il n'y a pas de maladies nerveuses dans les ascendants ; toutefois une tante paternelle a des enfants qui paraissent dégénérés : ils sont débiles et de facultés intellectuelles faibles.

Antécédents collatéraux. — Il y a des tares chez les collatéraux : un frère de trente ans a eu des convulsions dans l'enfance et est resté hémiplégique du côté droit; il est un peu faible d'esprit.

Une sœur de vingt-huit ans est anémique et aurait eu une phlébite.

Le malade est le troisième.

Viennent ensuite deux frères de vingt-trois et de dix-huit ans, qui se portent bien.

Enfin un dernier frère vient de mourir à seize ans d'affection cardiaque.

Antécédents personnels. — Rien de particulier dans les conditions de la grossesse et de l'accouchement, mais il était chétif dans la première enfance et dut être changé trois fois de nourrice.

Il eût la rougeole et la coqueluche.

Dès lors il se porta assez bien et put suivre les cours du lycée ; ses camarades disent qu'à cette époque il était un peu taciturne et renfermé et n'avait que des facultés très moyennes ; il put cependant passer son baccalauréat, faire son droit, etc.

A dix huit ans il eût une scarlatine qui paraît avoir été le point de départ de beaucoup des accidents de sa vie ultérieure. En effet, cette scarlatine fut suivie de palpitations cardiaques avec dyspnée d'effort et accès de tremblement. Cela passa tout d'abord, mais reparut à vingt-deux ans au début d'un séjour en Algérie (qui dura deux ans et demi); les palpitations reparurent et avec elles le tremblement s'accentua. Il semble, en effet, que le tremblement n'ait jamais disparu d'une façon complète et se soit accusé insidieusement et progressivement.

Le malade raconte, en effet, que le tremblement s'accentua peu à peu à l'occasion des mouvements volontaires : il l'arrêtait tout d'abord par un effort de volonté. Bientôt il fut très gêné pour écrire et, comme le côté droit tremblait beaucoup plus que le gauche, il se tenait la main droite avec la gauche, écrivant ainsi à deux mains. Ce tremblement s'arrêtait au repos ; bientôt il atteignit les membres inférieurs. Le malade continuait à marcher, mais il était obligé de calculer ses mouvements pour s'arrêter, se lever d'une chaise, etc.

Il remarqua aussi bientôt qu'au moment où il se mettait au travail il avait du tremblement nerveux qui durait plusieurs minutes, mais qu'il finissait par arrêter en fixant le regard par un effort de volonté.

Il y a environ deux ans et demi tous ces accidents disparurent pendant une période de trois mois au moins, à ce qu'assure le malade, à la suite d'un traitement par des infusions très concentrées de feuille de jusquiame.

Mais bientôt le tremblement reparut, le même traitement échoua et le malade fut forcé d'abord de se faire mettre en congé puis de renoncer à son emploi.

Il nie tout alcoolisme ; il nie la syphilis et paraît de bonne foi : il a eu des blennorragies qui lui ont laissé un peu de rétrécissement. Il n'a pas eu de fièvres intermittentes pendant son séjour en Algérie.

Actuellement (octobre 1901), le malade est un cas typique de sclérose en plaques. La démarche est spasmodique, légèrement ataxique et ébrieuse ; elle est difficile en dehors d'un terrain plat, impossible sans bâton.

C'est avec la plus grande peine qu'il monte ou descend un escalier. Dans la station debout il a une oscillation de tout le corps ; la tête tremble légèrement. Les membres supérieurs étendus présentent aussi un tremblement en masse, à petites oscillations. Tremblement fibrillaire de la langue.

Le tremblement intentionnel dans les mouvements classiques (verre plein d'eau, contact du lobule du nez) est très marqué.

Nystagmus horizontal très accentué et incessant.

Parole scandée, un peu traînante.

L'examen somatique montre que la musculature et la force (dynamomètre 30 et 29, résistance à la flexion et à l'extension) sont bien conservées.

Pas de troubles de la sensibilité.

Les *réflexes rotuliens* sont très exagérés et on a facilement le phénomène du genou et la trépidation épileptoïde.

Les réflexes crémastérien et abdominal sont plutôt faibles et le réflexe plantaire de Babinski se fait en extension.

La notion de position, le sens stéréognostique sont normaux.

En dehors du nystagmus, on note du côté des yeux une très légère inégalité des pupilles qui sont très dilatées, mais réagissent bien à la lumière et à l'accommodation ; l'acuité visuelle est un peu diminuée à droite. On ne trouve ni troubles trophiques ni malformations physiques notables.

L'indice céphalique est de 84,3, avec un diamètre antéropostérieur de 18,6 et transverse de 15,7.

Pas de lésions valvulaires au cœur. Rien aux poumons.

Il raconte qu'il y a un an il a perdu ses urines passagèrement et qu'il a souvent de la peine pour uriner ; il se sonde fréquemment.

Son urine ne renferme pas de sucre, mais donne un disque net d'albumine.

Il dit n'avoir que de rares rapports sexuels : l'appétit vénérien paraît diminué, mais non aboli. Il n'y a pas d'impotence.

Le malade ne nous paraît pas avoir de troubles intellectuels : la mémoire, l'attention, l'association des idées semblent normales. Il ne se rend pas compte de la gravité de son état, malgré sa longue durée et espère guérir vite.

Il fut mis au traitement par les injections d'hyoscine à la dose de un quart de milligramme. Au bout de vingt jours il y avait une amélioration assez nette, surtout en ce qui concernait l'écriture. Alors qu'à l'entrée il n'écrivait qu'avec une grande difficulté, en tenant la main droite avec la gauche, il arrivait à écrire droit et d'une façon beaucoup moins tremblée. Nous avons plusieurs spécimens de son écriture démontrant cette action bien connue, mais d'ailleurs transitoire, de l'hyoscine sur le tremblement.

1902. — C'est au mois d'août 1902, pendant un deuxième séjour du malade à l'hôpital, que les troubles psychiques se manifestèrent pour la première fois. Il demanda un jour à sortir pour aller faire de la *somatisation* avec sa sœur, et parut très étonné quand on lui demanda ce que voulait dire ce terme. Il finit par nous expliquer que la somatisation consistait dans le contact des organes génitaux d'une personne avec les points

douloureux ou faibles d'un malade et que c'était un procédé
thérapeutique des plus efficaces. Or son frère s'étant absenté de
la maison paternelle, il devait aller le remplacer pour faire de la
somatisation avec sa sœur qui était anémique et souffrait de né-
vralgies. Il ajouta que cela se faisait du consentement des parents et que lui-même avait plusieurs fois pratiqué la somatisation avec une jeune fille qu'il devait prochainement épouser.

Quelques jours après il était dans mon cabinet, reprenant le
même sujet, étonné de nous avoir vu douter d'un fait aussi
connu, ajoutant qu'il tenait d'un de ses cousins, médecin à Paris (il a en effet un de ses parents praticien à Paris), que les gens
doués du pouvoir de somatisation se reconnaissaient à ce qu'ils
portaient une chaîne de montre spéciale sur un gilet rouge,
qu'on lui en avait montré, etc...

Quelques jours plus tard il me disait, suivant une formule qui
lui est devenue familière : « J'ai fait ce que vous m'avez dit de
faire », et il me raconta qu'immédiatement après un rapport
sexuel, il avait fait examiner s'il n'avait pas rendu de vers intestinaux.

Cela répondait à une idée qu'il s'était forgée que sa maladie
provenait de vers intestinaux et qui l'a amené à s'introduire fréquemment des sondes dans le rectum pour se débarrasser de la
cause de sa maladie.

Il y a là très vraisemblablement une pratique érotique car,
dans le même but il sonde plus souvent qu'il est nécessaire son
urèthre rétréci.

J'ajouterai, pour en terminer avec ce *délire érotique*, qu'il se
livre à la masturbation dans un but thérapeutique. « Je suis dé-
solé, disait-il récemment à un de mes externes, je n'ai pas réussi
à faire cette nuit ce que vous m'avez prescrit et cela va retarder
ma guérison. » Et il explique qu'on lui a prescrit de se livrer à
la masturbation le plus souvent possible, qu'il le fait depuis trois
semaines, mais qu'il n'a eu cette nuit aucun résultat.

Vers la fin de décembre 1902 il présenta du *délire de persécution.*

Ses parents vinrent me demander de le prendre à nouveau

dans mon service, car il était devenu taciturne, difficile à soigner, etc.

Cela avait débuté après une simple observation de sa mère lui faisant remarquer qu'il buvait trop de thé. De fait, il me raconta qu'on lui refusait tout ce qui pouvait le soulager, qu'on crachait dans son thé, et, revenant à ses idées érotiques, que son père se mettait à côté de lui étant en érection pour lui soutirer sa force, que cela se faisait nuit et jour, qu'il était très affaibli et que cela ne pouvait durer.

Comme conséquence, quelque temps après, sentant sa faiblesse augmenter, il ne trouva rien de mieux que de déshériter sa famille, ce qui le mena logiquement au *délire de richesse*.

Alors que des raisons de santé m'avaient empêché de faire mon service depuis six semaines déjà, je reçus une lettre de lui avec la formule ordinaire : « Comme vous me l'avez conseillé. j'ai écrit à M^é *** de venir recueillir mon testament.» De fait, un clerc de notaire, ancien camarade de lycée, est venu ces temps-ci passer tout un après-midi à l'hôpital, et je ne sais vraiment pas s'il n'y a pas dans une étude de Lyon un testament en bonne et due forme de mon malade, car le clerc en question s'est montré d'autant plus sceptique quand on lui a dit que C .. n'avait pas l'esprit lucide, que celui-ci venait de lui léguer cinq mille francs pour ses bons offices !

J'ai entre les mains un des nombreux testaments qu'il a écrits, où il parle du palais du Miroir qu'il possède à Vienne, qui est plein d'antiquités, etc.., mais qu'il n'est pas sûr d'avoir vu parce que sa famille l'en a empêché en lui prenant des lettres à la poste, en faisant des faux, etc...

Si on lui demande d'où lui vient ce palais, il cite le nom d'un voisin qui serait le père de son frère aîné, mais qui n'a pas donné sa grande fortune à ce frère parce qu'il est faible d'esprit. Aussi a-t-il chargé Marius C.., de gérer la fortune et de veiller sur celui dont il est le père.

Bref, toute une série de divagations. reliées par des apparences de logique, et bien faites pour tromper au premier abord tout autre qu'un médecin prévenu.

Plus récemment encore, il s'est imaginé que son cousin, le médecin parisien, dont il parle souvent, était mort et lui avait légué 5o ooo francs. Il réclame de l'argent à ses parents, fait le généreux dans la salle où on a dû interdire aux autres malades de lui vendre les bourses en filet et autres menus objets qu'ils fabriquaient à son intention.

Il ne paraît pas avoir d'hallucinations.

Décembre 1903. — Il y a une amélioration sensible de tous les symptômes. Son délire érotique a disparu. Il parle moins de ses richesses, mais cependant, si on le pousse un peu, il continue à raconter son héritage de Vienne dans les mêmes termes qu'il y a six mois.

Il lui arrive fréquemment de s'isoler et de rire aux éclats sans qu'on puisse lui en faire donner la raison.

L'état physique est également meilleur : il marche plus facilement et le tremblement intentionnel des membres inférieurs a complètement disparu.

7 décembre — On lui fait une ponction lombaire : on retire 10 centimètres cubes de liquide céphalo-rachidien. Pas d'accidents après la ponction. Pendant les deux jours qui suivent l'opération, il vomit tout ce qu'il prend et a un peu de céphalée. Ces phénomènes cessent rapidement.

L'examen chimique du liquide retiré est négatif.

A l'examen cytologique, on trouve quelques rares lymphocytes.

Juillet 1904. — Les troubles mentaux ont presque complètement disparu. Non seulement C..., n'a pas d'idées délirantes d'un ordre nouveau, mais il ne se souvient plus de ses précédents délires. Il voit sa famille avec plaisir, ne sait plus ce que signifie la somatisation, n'a pas fait d'héritage, etc.

Les troubles de la démarche, le tremblement intentionnel, le nystagmus persistent. La parole est tremblée, nettement scandée.

Les pupilles, toujours inégales, réagissent à la lumière et à l'accommodation.

20 novembre 1904. — Après l'accalmie de ces derniers mois,

pendant lesquels l'état mental était redevenu à peu près normal nous constatons un affaiblissement intellectuel généralisé, portant sur toutes les facultés psychiques, sans apparition de nouveaux délires.

Aux questions qu'on lui pose sur son état de santé, par exemple, il ne répond que par des phrases incohérentes, qui ne sont pas en rapport avec la question posée.

Les autres symptômes physiques n'ont pas varié ; l'écriture toutefois est devenue impossible.

Si l'on ne s'en rapporte, dans ces deux observations, qu'aux seules manifestations psychiques, il n'est pas douteux qu'on ne soit tenté de faire de ces malades des paralytiques généraux.

Chez la malade de Dannenberger, comme chez le nôtre, comme aussi chez la malade de Charcot (Obs. XVII), nous pouvons relever successivement du délire de persécution, du délire de richesses, de la manie des grandeurs.

Dans le premier cas la note dominante, fondamentale du caractère est la mélancolie ; aussi constatons-nous des idées de suicide, de la manie de la destruction, des idées de pauvreté, avec ce que Dannenberger appelle la rage d'économiser, des hallucinations. Nous trouvons aussi des phénomènes indépendants de la mélancolie, qui l'interrompent le plus souvent, sentiments de dignité et de suffisance personnelle, vantardise, puis de la coprolalie, de la dipsomanie, etc. Bref, un état mental très complexe.

Dans le second cas, les désordres psychiques sont plus stables : l'euphorie fait le fonds de l'état mental de notre malade, et, à part les différentes manies aiguës que nous venons de signaler un peu plus haut, nous ne rencontrons qu'une autre forme de délire systématisé — et c'est le seul cas où nous ayons l'occasion de le signaler — le délire érotique. Pendant près de deux ans le malade a bâti sur ce mot de somatisation, qu'il avait inventé, tout une théorie thérapeutique qui ne représente, en fin de compte, qu'une variété de délire érotique.

Dans un cas comme dans l'autre, c'est de la démence. Mais si cette démence se rapproche par bien des points de la démence paralytique, elle s'en distingue cependant par certains caractères particuliers et l'on peut, croyons-nous, rien que par l'examen attentif des phénomènes psychiques écarter, sinon d'une façon absolue, du moins avec beaucoup de chance d'exactitude, l'idée de la paralysie générale. Nous allons essayer de l'établir.

La paralysie générale débute toujours par des modifications précoces du caractère, modifications minimes, telles qu'elles ne sont le plus souvent observées que par l'entourage immédiat du malade sans que le médecin soit appelé. A ces modifications légères du caractère succèdent insensiblement des délires aigus, qui vont en augmentant d'intensité d'une façon essentiellement régulière et progressive, pendant que s'établissent alors, et alors seulement, les signes somatiques. Et la maladie se présentant avec tous ses symptômes marche très rapidement, sans rémission appréciable, le plus souvent vers un terme fatal et toujours rapproché.

Chez ces deux malades, que remarquons nous ?

Si, dans le cas de Dannenberger, les symptômes psychiques sont précoces et semblent précéder dans leur apparition les signes somatiques, ils les devancent du moins de très peu. Mais surtout, et c'est là leur grand caractère différentiel, ils présentent dans leur évolution des rémissions prononcées et nombreuses. Enfin la maladie débute en 1895 et en 1900 l'état intellectuel de la malade est encore par moment à peu près normal.

C'est surtout chez notre malade que ces caractères différentiels s'affirment. Avant son histoire de somatisation, il n'a présenté aucune modification, même la plus légère, du caractère ; et qu'on n'aille pas dire que des anomalies minimes auraient pu passer inaperçues : C…, au début de ses accidents psychiques, se trouvait dans des conditions toutes spéciales ; à l'hopital, soumis au régime commun, chacune de ses paroles, chacun de ses actes, était soumis au contrôle incessant de ses voisins de lit et de table en même temps que des infirmiers. De plus, son délire érotique atteint d'emblée son maximum d'intensité, et il restera longtemps le seul désordre intellectuel qu'il présentera. Puis tout se complique dans son état mental, tandis que les symptômes somatiques offrent des alternatives de mieux et de plus mal. Enfin, dans ces derniers temps, nous pouvons relever une rémission à peu près complète de tous les troubles psychiques ; cette rémission a duré plusieurs mois et l'état intellectuel était presque normal. Actuellement, ce n'est plus qu'un malade présentant un psychisme fortement déprimé. Ce ne sont pas là, on en conviendra, les signes caractéristiques des troubles de la paralysie progressive.

Mais si nous passons maintenant, non plus à l'examen des seuls troubles psychiques, mais à celui des signes somatiques, nous voyons que la paralysie générale peut être écartée d'une façon absolue.

Pas plus l'un que l'autre de ces deux malades ne présente de signes physiques qui puissent être rapportés à la paralysie générale et tout ce que nous avons dit à propos du diagnostic différentiel de cette affection avec la sclérose en plaques se trouve vérifié dans ces deux cas : il n'y a pas de tremblement généralisé au repos, pas d'abolition des réflexes, pas d'Argyll Robertson, pas de fusion des syllabes, pas de troubles sensitifs ; il y a au contraire du tremblement intentionnel, de l'exagération des réflexes, du nystagmus, de la scansion des syllabes, des troubles particuliers de la démarche, etc... bref, le tableau complet de la sclérose en plaques.

Les deux malades ne sont pas syphilitiques : s'il est toujours difficile de dépister la syphilis, on ne nous contestera pas que le fait pour la malade de Dannenberger d'avoir eu quatre enfants bien portants et pas de fausses couches n'est pas de nature à éveiller les soupçons, bien au contraire ; et chez notre malade nous pouvons certifier qu'il ne présente aucun stigmate de l'infection spécifique, que nous avons recherchée avec le soin le plus minutieux.

Nous avons noté plus haut l'évolution de la maladie, aussi bien pour les troubles psychiques que pour les phénomènes somatiques, avec ses périodes de rémission caractéristiques.

Enfin, chez notre malade la ponction lombaire a été

pratiquée : l'examen cytologique du liquide céphalo-
rachidien n'a fait constater la présence que de quelques
rares lymphocytes, ce qui n'est pas fait pour attirer
l'attention du côté de la paralysie progressive.

Si maintenant l'on se demande pourquoi les troubles psychiques se sont développés avec cette intensité
chez ces deux malades, nous pouvons faire remarquer
qu'ils étaient tous les deux des prédisposés au point de
vue nerveux : les antécédents héréditaires font défaut
dans le cas de Dannenberger, mais la malade a eu un
fils qui s'est suicidé; chez notre malade, nous ne saurions trop insister sur les antécédents collatéraux qui
rapportent des tares nerveuses appréciables, notamment chez le frère aîné du malade et chez plusieurs de
ses cousins. Et, sans vouloir anticiper sur les idées pathogéniques que nous développerons dans un prochain
chapitre, nous ne pouvons pas ne pas signaler ces antécédents qui apportent, nous semble-t-il, une indication précieuse pour l'explication de désordres psychiques d'une intensité aussi surprenante.

*
* *

En résumé , si nous voulons maintenant donner
un aperçu de l'ensemble des constatations que nous
avons faites au cours de cette analyse rapide des phénomènes psychiques relevés dans ces diverses observations, nous devons conclure :

1° A la constance presque absolue de troubles intellectuels légers dans la sclérose en plaques. Cette affection s'attaque avec une prédilection marquée à la fa-

culté de conservation des idées, à la mémoire, qui est toujours au moins affaiblie, sinon annihilée. Cette amnésie se complique le plus souvent de paresse intellectuelle qui rend tout effort cérébral pénible et fatigant.

2° A la fréquence de troubles psychiques plus graves consistant en une abolition absolue de toutes les facultés cérébrales supérieures (acquisition et conservation des idées, jugement, raisonnement) ; le malade est devenu un gâteux intellectuel, en même temps que bien souvent un gâteux physique.

3° A la rareté, mais à la réalité de désordres démentiels, avec délires aigus systêmatisés, présentant des caractères analogues mais non identiques à ceux de la démence paralytique, et relevant de la sclérose en plaques et d'elle seule.

En un mot on peut rencontrer tous les degrés dans les formes mentales de la maladie et, entre tous ces degrés, tous les intermédiaires possibles.

La variété infinie des localisations cérébrales des lésions de sclérose et leur intensité très diverse, que nous allons maintenant étudier, nous permettra d'interpréter dans la mesure du possible la diversité d'aspect de ces constatations cliniques.

CHAPITRE III

ANATOMIE PATHOLOGIQUE

Nous n'avons pas eu la bonne fortune de pouvoir nous faire une idée personnelle de l'anatomie pathologique de la sclérose en plaques.

Aussi ce chapitre ne présentera-t-il qu'un résumé des recherches récentes de MM. Cl. Philippe et Jonès sur l'écorce cérébrale dans la sclérose en plaques. Le rapport de M. le professeur Raymond, sur le mémoire déposé, en 1903, à l'Académie de Médecine pour le prix Civrieux par MM. Cl. Philippe et Cestan, nous aura été également d'un grand secours dans notre rédaction. Nous ne pouvons que regretter de n'avoir pu nous procurer ce mémoire *in extenso*.

Nous ferons successivement l'étude macroscopique, puis histologique des lésions.

I. — **Macroscopiquement.**

Il ressort de l'examen des cerveaux de sujets ayant succombé au cours de la sclérose en plaques que la topographie, l'étendue, le nombre, l'intensité des lésions, toutes les combinaisons sont possibles en même temps qu'essentiellement variables.

Cl. Philippe, Jonès et Cestan ont rencontré d'une fason constante des plaques corticales. Nous les trouvons signalées dans plusieurs des observations que nous avons rapportées, entre autres dans l'observation VI de Charcot, dans celle de Jolly (obs. XVI).

Ces plaques de l'écorce sont, il est vrai, moins nettes que celles des autres parties du système nerveux central; elles ont une coloration grisâtre qui tend à se confondre avec le fond gris des circonvolutions cérébrales. Mais à un examen minutieux on constate une vascularisation plus marquée au niveau de la tache suspecte, qui ne tarde pas à présenter bientôt, par le seul fait de son exposition à l'air, une teinte rosée à contours nettement délimités.

Ces lésions corticales peuvent êtres primitives ou secondaires. Elles sont même, contrairement à l'opinion émise par Gowers, le plus souvent primitives. On les trouve, en effet, fréquemment, au-dessous de la pie-mère, à distance du centre ovale, groupées autour des fines artérioles de l'écorce, suivant une disposition analogue à celle des foyers primitifs de la maladie dans s autres régions. Il n'est pas douteux que l'on ne rencontre des foyers corticaux consécutifs à des plaques primitives de la substance blanche voisine, mais cette formation constitue plutôt l'exception.

Partout ailleurs dans l'encéphale les lésions sont fréquentes. Notons en passant les plaques siégeant sur le corps calleux, citées dans un certain nombre de nos observations (Oppenheim, obs. XII, Jolly, obs. XVI) où les troubles mentaux avaient été accentués, et qui ne sont pas sans jouer un rôle important — nous le verrons plus loin — dans la pathogénie de ces troubles.

Nous avons pu, dans presque toutes les autopsies que nous rapportons au chapitre précédent, constater la fréquence de plaques du centre ovale, de la protubérance, ou du bulbe, de toutes les parties du cerveau en un mot, aussi bien que de la moelle.

Signalons aussi la possibilité du diagnostic anatomique de l'âge de la lésion : les plaques anciennes se présentent sous la forme de taches grisâtres, déprimées, dures; les lésions récentes, au contraire, sont d'un blanc légèrement teinté de rose, saillantes et de consistance gélatineuse. Les lésions histologiques expliquent d'ailleurs ces différences.

Nous retrouvons ces caractères macroscopiques dans l'observation XIII, de Valentiner, où l'on peut constater à côté de lésions anciennes, d'autres d'évolution nettement plus récente.

II. — **Examen microscopique.**

Sur des coupes histologiques, en s'aidant des mé-
thodes de coloration électives, les auteurs précédem-
ment cités décrivent au niveau de l'écorce cérébrale
trois sortes de lésions :

1° *Des lésions en foyer.* — Les altérations élémen-
taires du tissu cortical au niveau des plaques de sclérose sont analogues à celles de la moelle épinière.

Il faut noter, cependant, la fonte granuleuse des
gaines de myéline, engendrant, dès le début, beaucoup
des corps granuleux (Cl. Philippe et Cestan) ; puis,
petit à petit, se développe une sclérose névroglique,
qui ne présente, toutefois, pas souvent la multipli-
cation intense des fibrilles si fréquente dans les foyers
médullaires un peu anciens.

De plus, dans le cours de son évolution, la sclérose
névroglique, dans les foyers corticaux, se transforme
d'une façon toute spéciale : il se produit une raréfaction
des masses fibrillaires, qui font place à de nombreux
éléments cellulaires, grosses cellules à prolongements
développés, à masse protoplasmique abondante, rappe-
lant les cellules volumineuses de certains gliomes.

Les éléments nerveux n'échappent pas non plus au
processus qui les frappe de diverse façon. On rencontre
quelquefois « la dégénération jaune » signalée déjà par
Charcot sur les grosses cellules des cornes antérieures
de la moelle. On constate aussi dans certains cas une
destruction totale, par atrophie progressive, des élé-

ments cellulaires; mais ces lésions destructives, capables
en principe d'entraîner l'atrophie de plusieurs circonvolutions, restent le plus souvent discrètes, et n'attei-
gnent jamais en tout cas l'intensité qu'elles présentent
dans la paralysie générale.

Les cylindres-axes très difficiles à étudier au niveau
de l'écorce cérébrale, seraient conservés si l'on en juge .
par l'absence de toute dégénération secondaire au voisinage des foyers de sclérose.

Les altérations vasculaires sont évidentes. Les vaisseaux, surtout les artérioles, sont uniformément rétré-
cis; les gaines adventices sont encombrées de corps
granuleux, auxquels se substituent peu à peu des for-
mations fibrillaires scléreuses.

Nous trouvons ces lésions vasculaires particulièrc-
ment signalées dans le cas de Schüle (obs. XI), où l'on
constate au microscope un épaississement des parois
des vaisseaux avec prolifération cellulaire.

Il s'agirait là de lésions primitives des vaisseaux,
véritable mésoendartérite accompagnant les autres
altérations de la sclérose en plaques.

Les autres lésions en foyer que l'on retrouve dans
l'encéphale, en dehors de l'écorce, sont à peu près cal-
quées sur les lésions médullaires, et nous ne saurions
mieux faire pour rappeler leurs caractères histologiques
que de résumer en quelques mots une observation anatomique, recueillie en 1870, dans le service de Charcot, par M. Pierret, et que nous relevons dans l'*Atlas
d'anatomie pathologique* de Lancereaux.

La lésion qui frappe tout d'abord l'attention est la
disparition à peu près complète des gaines de myéline,

coïncidant avec l'intégrité prolongée des cylindres-
axes, entre lesquels on remarque des fibrilles fines,
déliées, et de nombreux corpuscules amyloïdes et corps
granuleux. Le nombre de ces derniers éléments est en
raison inverse du degré de développement de la plaque
et, partant du nombre des fibrilles.

Les cellules grises sont plus petites et moins nombreuses que normalement ; ajoutons qu'elles présentent parfois une pigmentation anormale (obs. X, Bourneville).

Les parois vasculaires sont épaissies.

Les cylindres-axes semblent disparaître lentement
par infiltration dans leur substance de corps granuleux,
peut-être cet aspect n'était-il dû, ajoute M. Pierret,
qu'à un commencement de désintégration.

On voit que ces altérations sont, à peu de chose près,
les mêmes que celles que l'on rencontre au niveau de
l'écorce avec une différence évolutive, toutefois, qui
est assez nette : au niveau des lésions corticales, en
effet, il se produit peu à peu une raréfaction des masses
fibrillaires avec néoformation cellulaire, tandis que dans
les plaques médullaires, bulbaires et autres, la multi-
plication excessive des fibrilles entraîne progressivement la disparition de tous les autres éléments, et l'âge
de la lésion peut être évalué d'après le rapport qui
existe entre le nombre des fibrilles et celui des corps
granuleux et des autres éléments du tissu.

2° *Des lésions diffuses.* — On les rencontre, de
préférence dans les régions corticales sous-pie-mérien-
nes, dans la zone des fibres tangentielles. Les tubes

nerveux sont raréfiés sur une étendue variable, souvent considérable ; des faisceaux de fibrilles provenant d'une sclérose névroglique discrète, adhèrent, d'une façon plus ou moins intime, avec les fascicules méningés sus-jacents.

3° *Des lésions de méningite corticale.* — Cl. Philippe et Jonès ont trouvé des lésions méningées dans les trois cas qu'ils ont examinés. On les rencontre, d'après eux, un peu partout, au niveau des circonvolutions et avec une intensité qui n'existe jamais à ce degré dans la moelle de la sclérose en plaques habituelle.

Cette méningite se montre à côté ou à distance des îlôts scléreux ; son évolution est nettement fibro-plastique, avec très peu d'éléments cellulaires, en dehors de toute grosse altération vasculaire, endartérite ou endophébite ; parfois, elle est végétante à la périphérie, formant, à la surface du dôme, des circonvolutions, ou, même dans la profondeur des sillons, de gros bourgeons scléreux.

Nous trouvons, dans notre observation XI, de Schüle, la constatation macroscopique de ces lésions de la pie-mère au niveau des circonvolutions frontales ; Bourneville (obs. X) signale, lui aussi, des altérations de la pie-mère bulbaire et corticale.

Ces lésions peuvent expliquer, croyons-nous, les attaques apoplectiformes ou épileptiformes, si fréquentes dans le cours de la maladie, aussi bien d'ailleurs que les troubles psychiques, en même temps qu'elles fournissent un argument de plus en faveur de la nature infectieuse de la sclérose en plaques.

CHAPITRE IV

PATHOGÉNIE.

Nous avons constaté parmi les manifestations cliniques de la sclérose en plaques des troubles psychiques de gravité variable, présentant dans certains cas les caractères de véritables états démentiels. Les lésions cérébrales de l'affection, dont nous avons donné un résumé aussi complet que possible, sont-elles suffisantes pour expliquer ces atteintes de l'état mental des malades? C'est la question qu'il nous reste à résoudre dans ce dernier chapitre.

La pathogénie des troubles cérébraux est toujours chose malaisée et sujette à caution, à plus forte raison celle des troubles psychiques, dont les localisations anatomiques cérébrales, si tant est qu'elles existent, ne fournissent, dans l'état actuel de nos connaissances, que matière à hypothèses plus ou moins plausibles.

. « En effet, comme le constate Dupré, tandis que dans d'autres domaines de la pathologie, dans l'étude des affections du foie, du rein, du poumon, il est, le plus souvent, possible de se rendre un compte, au moins approximatif, de la subordination réciproque et de l'enchaînement successif des phénomènes, dans l'état actuel de nos connaissances psychiatriques, nous ne pouvons saisir, entre la nature des lésions cérébrales et celle des troubles psychiques que des rapports indirects et inconstants, et nous devons renoncer à l'espoir d'établir, entre la série anatomique des causes et la série clinique des effets, des relations pathogéniques invariables.

« Le clinicien qui a bien étudié les symptômes et la marche d'une maladie peut, en général, prédire exactement et jusque dans le détail, les résultats de l'autopsie : à l'aliéniste, au contraire, la connaissance étiologique et clinique complète d'un cas de psychopathie organique ne pourra souvent donner les éléments suffisants pour résoudre le problème anatomique et annoncer à l'avance le résultat de la nécropsie.

« De même, dans un cas donné, les renseignements étiologiques et anatomiques les plus précis ne permettront pas au psychiâtre le plus consommé de reconstruire le tableau clinique. L'étude du cadavre n'évoque ici que bien imparfaitement l'histoire du malade, et l'examen le plus attentif des lésions cérébrales ne donne pas le secret des réactions psychopathologiques qu'elles ont provoquées. »

En un mot, à une lésion cérébrale déterminée ne répond pas un trouble psychique déterminé, et inversement. Le siège anatomique de l'activité mentale n'a pas été localisé ; à mieux dire, il n'existe pas.

L'activité mentale, en effet, est un produit de synthèse. C'est le résultat complexe d'une série continue de réactions dont l'origine se trouve dans l'organisme tout entier, et dans l'encéphale en particulier qui en est la représentation résumée et hiérarchisée.

L'association de toutes les énergies sensitivo-motrices, sensorielles ou cénesthésiques fournit des combinaisons d'images, de représentations ou de tendances qui s'organisent en états intellectuels affectifs et moteurs de plus en plus complexes.

Sur ces premières données concrètes l'édifice psychique s'élabore progressivement : d'abord par l'apparition des centres sensoriels du langage qui abrège en le symbolisant le travail de la pensée ; puis par le perfectionnement de l'activité associative qui permet des combinaisons de plus en plus compliquées, tandis que le langage intérieur rend ces combinaisons de plus en plus faciles à conserver et à utiliser ; enfin, grâce à l'apparition de l'automatisme psychologique, l'esprit entreprend sur ces assises supérieures des constructions nouvelles et s'élève ainsi jusqu'aux plus hautes abstractions philosophiques, jusqu'aux plus sublimes conceptions esthétiques et morales.

Les fonctions psychiques ne représentent donc, en résumé, que le produit complexe de toutes les zones d'activité de l'encéphale ; elles ne peuvent en conséquence reconnaître de localisation pas plus régionale que lobaire ; et l'on peut dire, avec Dupré, « que l'appareil anatomique de la psychicité, comprenant dans sa composition tous les appareils fonctionnels de l'encéphale est comme un orchestre dont l'existence n'est faite que de l'association synergique de tous les instruments qui le composent ».

Il résulte déjà de ces considérations générales que les

fait seul pour la sclérose en plaques d'être une affection susceptible de déterminer des lésions cérébrales — et nous avons pris note de ces lésions au cours des observations que nous avons rapportées, — il résulte, disons-nous, de ces considérations que les troubles psychiques de l'affection sont non seulement possibles, mais qu'ils doivent pouvoir présenter tous les degrés suivant un rapport proportionnel au nombre et à l'intensité des foyers disséminés de sclérose.

Mais, si l'intégrité de tous les territoires cérébraux est nécessaire à l'exercice parfait de l'activité psychique, des lésions analogues de chacun de ces différents territoires n'entraînent pas nécessairement des atteintes égales des fonctions psychiques.

A cet égard, l'écorce grise représente sans aucun doute, pour des raisons qu'il serait superflu de développer ici, le territoire psychique par excellence. D'une façon générale, on peut dire que toute lésion de l'écorce porte aux fonctions psychiques un préjudice proportionnel à l'étendue de la lésion. De plus, toutes les régions de l'écorce n'ont pas la même valeur, et ce sont surtout les lésions frontales et celles des zones corticales du langage qui réagissent le plus profondément sur l'intelligence ; d'où, au point de vue intellectuel, la prépondérance des lésions corticales de l'hémisphère gauche sur celles de l'hémisphère droit.

Au point de vue spécial qui nous occupe, nous trouvons ces lésions corticales signalées dans un nombre relativement considérable d'autopsies : l'observation VI, de Charcot, rapporte quelques plaques peu nombreuses de la région corticale, sans spécifier de localisation particulièrement intéressante ; les troubles cliniques qui correspondaient à ces lésions sont, d'ailleurs, légers ; ce sont les phénomènes psychiques normaux de la sclérose en plaques. Avec le cas de Schüle (obs. XI), nous trouvons des lésions plus accentuées et mieux définies : lésions méningées, et atrophie légère des circonvolutions frontales ; aussi les troubles intellectuels relevés dans l'observation clinique, sont-ils très graves : la malade présente des sautes d'humeur, des bizarreries de caractère excessives, tout en étant à peu près complètement dépourvue de tout raisonnement et de toute mémoire. Avec le cas de Jolly enfin (obs. XVI), dans lequel les lésions corticales sont presque exclusivement localisées sur l'hémisphère gauche, le tableau démentiel est achevé : ce sont des délires variés, de la confusion des idées, des manies systématisées : manie des grandeurs, de la destruction, etc...

Après l'écorce, les régions qui semblent le plus indispensables à l'intégrité de l'intelligence sont les lobes frontaux, même dans les zones non corticales, et surtout les corps calleux.

On sait, en effet, depuis les publications de Bristowe, Raymond, Devic et Paviot, etc., que les lésions du corps calleux déterminent toujours des altérations de l'intelligence importantes par la précocité de leur apparition et par leur gravité. D'après la statistique de P. Schüster, citée par Dupré, on voit que les tumeurs du corps calleux en particulier déterminent des troubles psychiques dans 100 pour 100 des cas.

C'est que le corps calleux représente le relai des fibres commissurales qui relient les deux hémisphères, et toute atteinte à ce relai détruit l'association synergique des centres corticaux ou autres de la perception objective et subjective.

Or, nous rencontrons précisément des lésions calleuses dans deux observations : l'une concerne un malade d'Oppenheim (obs. XII) dont l'histoire est un peu confuse ; il ne présentait pour ainsi dire à l'autopsie qu'un seul foyer de sclérose siégeant sur le corps calleux, et cette unique lésion avait déterminé chez lui une faiblesse psychique confinant à l'imbécillité ; l'autre cas se rapporte au malade de Jolly (obs. XVI), dont nous venons d'analyser un peu plus haut l'état mental.

Après ces régions, les lésions en foyer du lobe temporal et du lobe occipital, du lobe pariétal et de la zone rolandique déterminent aussi des troubles psychiques variables, moins étendus que ceux que l'on observe dans les lésions des territoires précédents, mais constants et d'analyse souvent obscure.

Enfin les lésions des capsules, des pédoncules, et des autres régions, lorsqu'elles ne sont pas totales, n'entraînent le plus souvent que des désordres intellectuels passagers et minimes.

Dans un autre ordre d'idées, les lésions de méningite chronique, sur lesquelles Cl. Philippe, Jonès et Cestan ont appelé l'attention, qu'ils considèrent même comme constantes dans la sclérose en plaques et que nous avons trouvé signalées dans plusieurs de nos observations constituent par elles-mêmes, en dehors des altérations de voisinage qu'elles peuvent déterminer sur les centres qu'elles recouvrent, une épine irritative susceptible à elle seule de produire des troubles psychiques.

Les lésions macroscopiques ne sont pas non plus les seules que nous ayons rencontrées au cours de cette étude. Il existe aussi dans la sclérose en plaques des lésions histologiques très nettes, intéressant tous les éléments nerveux, cellules, fibres, tissu de soutien, vaisseaux.

La prolifération névroglique intense au début de l'affection, l'atrophie pigmentaire bien démontrée des cellules nerveuses, les altérations des parois vasculaires par l'obstacle qu'elles apportent à l'irrigation cérébrale et, par suite, à la nutrition des éléments nerveux, tous ces divers processus peuvent entraîner une atrophie fonctionnelle des différents centres ; si cette atrophie ne se manifeste pas toujours par des signes extérieurs comme dans le cas de Schüle (obs. XI), elle n'en est pas moins réelle, et elle n'en a pas moins pour conséquence une altération des facultés psychiques, variable suivant l'importance du centre atrophié et l'étendue de la lésion.

En résumé, lésions histologiques d'un côté, lésions macroscopiques disséminées ou à localisations spéciales de l'autre, tels sont les deux facteurs qui sont susceptibles de donner naissance aux troubles psychiques dans la sclérose en plaques.

Mais étant donné que de telles lésions sont pour ainsi dire la règle on peut se demander comment il se fait que les troubles psychiques ne se rencontrent pas avec une fréquence plus grande.

C'est que, aussi bien dans la sclérose en plaques que dans toutes les autres affections organiques de l'encéphale, les lésions, quand toutefois elles sont peu accentuées, ne jouent qu'un rôle indirect et presque contingent dans l'éclosion des troubles psychiques.

Les réactions symptomatiques du système nerveux, en effet, ont souvent besoin de facteurs multiples pour se produire. Comme l'explique très bien Dupré, l'affection organique n'est qu'un facteur occasionnel associé à tout un ensemble d'autres facteurs personnels ou héréditaires, congénitaux ou acquis, lointains ou récents, dont l'action avait abouti à créer une prédisposition psychopathique : la lésion organique a été l'appoint qui a extériorisé cette prédisposition.

Ces considérations peuvent expliquer l'étonnante variété des réactions psychiques individuelles devant les mêmes lésions cérébrales ; la diversité capricieuse des suppléances qu'on observe, le paradoxe apparent de certaines restitutions fonctionnelles après d'énormes altérations traumatiques ou morbides du cerveau, ainsi que, chez certains sujets, les démences secondaires à des lésions relativement minimes de l'encéphale.

Nous retrouvons ces facteurs héréditaires ou acquis dans un bon nombre des observations que nous avons rapportées, et nous nous reprocherions de ne pas signaler particulièremeut les tares familiales atteignant le système nerveux (cousins dégénérés et faibles d'esprit, un frère à demi idiot et atteint d'hémiplégie infantile) chez le malade que nous avons pu examiner dans le service de M. le Dr Lannois (obs. XIX), tares que nous avons rapportées au complet dans le courant de cette observation.

CONCLUSIONS

I. Il existe d'une façon à peu près constante dans la sclérose en plaques des troubles psychiques variables.

II. — Ces troubles psychiques peuvent présenter tous les degrés, depuis le simple affaiblissement de la mémoire avec un peu de paresse intellectuelle, jusqu'à l'obnubilation absolue de toutes les fonctions psychiques, jusqu'à la formation de véritables états démentiels.

III. Ces troubles se rencontrent dans la sclérose en plaques suivant une fréquence inversement proportionnelle à leur gravité.

IV. Avant de pouvoir rattacher ces désordres psychiques à la sclérose en plaques, il convient d'éliminer au préalable l'association possible avec la paralysie générale progressive d'une part, avec l'hystérie d'autre part.

V. A ces troubles intellectuels de la sclérose en plaques correspondent des altérations anatomiques cérébrales, consistant soit lésions macroscopiques (plaques de scléroses disséminées sur l'écorce, le corps calleux et les différents centres cérébraux, lésions diffuses, lésions méningées), soit lésions histologiques atteignant tous les éléments nerveux (cellules, fibres nerveuses, vaisseaux, tissu de soutien).

VI. Les localisations anatomiques des plaques de sclérose, aussi bien que les altérations histologiques des éléments nerveux sont suffisantes pour apporter une explication pathogénique des troubles psychiques constatés ; — et ces lésions ont d'autant plus de chances de produire des désordres intellectuels graves qu'elles se rencontrent chez des sujets présentant déjà des prédispositions névropathiques héréditaires.

INDEX BIBLIOGRAPHIQUE

Babinski, Etude anatomique et clinique sur la sclérose en plaques (Th. de Paris, 1885),

Bourneville, De la sclérose en plaques disséminées (Th. de Paris, 1869).

Bourneville et Guérard, Nouvelle étude sur quelques points de la sclérose en plaques disséminées.

Buzzard, Insular sklerosis and Hysteria (Lancet, 1897).

Charcot, 1. Leçons sur les maladies du système nerveux, t. I.

2. Leçons du Mardi (passim).

3. Semaine médicale, janvier 1892.

4. Gazette des hôpitaux, 1886.

Dannenberger, Zur Lehre von Geistesstörungen bei multipler Sklerose (Th. de Giessen, 1901).

Demange, Revue médicale de l'Est, 1881.

Devic et Paviot, Revue de médecine, décembre 1897.

Dupré, Psychopathies organiques (in Traité de pathologie mentale de G. Ballet).

Gilles de la Tourette, Nouvelle Iconographie, mars et avril 1890.

Giraudeau, Th. de Paris, 1884.

Grasset. Des localisations dans les maladies cérébrales.

Hirsch, Uber Sklerose des Gehirns und Rückenmarks (Deutsche Klinik, Bd X, 1870).

Lancereaux, Atlas d'anatomie pathologique (pl. XLVII et texte correspondant).

Lannois, Revue neurologique, septembre 1903.

Lioubimoff, Association de la paralysie générale avec les symptômes de la sclérose en plaques (Revue neurologique, 1896).

Liouville, Comptes rendus des séances et mémoires de la Société de biologie, 1869.

Marie, Revue de médecine, juillet 1883.

Mazeran, Hystérie et sclérose en plaques (Revue neurologique, 1898).

Ordenstein, Th. de Paris, 1867.

Oppenheim, Uber disseminierte Sklerose (Berlin. klin. Wochensc. 1888).

Phillippe (Cl.) et Jonès, Etude anatomo-pathologique de l'écorce cérébrale dans la sclérose en plaques (Revue neurologique, novembre 1899).

Pitres, Revue mensuelle de médecine et de chirurgie, 1877.

Raymond, Bulletin de l'Académie de médecine, 1903 (Rapport, sur le mémoire déposé pour le prix Civrieux, par MM. Cl. Philippe et Cestan).

Rosenthal, Traité clinique des maladies du système nerveux, Paris, 1878.

Sander, Hirindenbefunde bei multipler Sklerose (Monatsch. f. Psych. u. Neurologie, t. IV).

Souques, 1. Contribution à l'étude des syndromes hystériques simulateurs des maladies organiques de la moelle épinière (Th. de Paris, 1891).

2. Revue neurologique, novembre 1899.

Timal, Th. de Paris, 1873.

Westphal. *Arch. f.* Psych. und Nervenkr Bd xiv. 1883, p. 87.

Vulpian, Maladies du système nerveux, t. II.

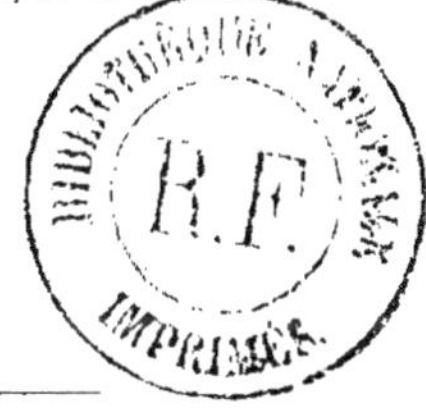

www.ingramcontent.com/pod-product-compliance
Ingram Content Group UK Ltd.
Pitfield, Milton Keynes, MK11 3LW, UK
UKHW022105070726
13613UKWH00002B/949